知识生产的原创基地
BASE FOR ORIGINAL CREATIVE CONTENT

颉腾文化
JIE TENG CULTURE

U0390767

全部生命系列

我是谁

Who am I

[美] 杨定一 / 著

华龄出版社
HUALING PRESS

图书在版编目（CIP）数据

我是谁 / （美）杨定一著 . -- 北京：华龄出版社，

2022.7

ISBN 978-7-5169-2289-7

Ⅰ . ①我… Ⅱ . ①杨… Ⅲ . ①精神疗法 Ⅳ .

① R493

中国版本图书馆 CIP 数据核字 (2022) 第 100962 号

北京市版权局著作权合同登记号 图字：01-2022-2591 号

策划编辑 颉腾文化		**封面设计** 卢姣嵘	
责任编辑 貌晓星　董　巍		**责任印制** 李未圻	

书　　名	我是谁			
作　　者	[美] 杨定一			
出　　版	华龄出版社 HUALING PRESS			
发　　行				
社　　址	北京市东城区安定门外大街甲 57 号		邮　　编	100011
发　　行	（010）58122255		传　　真	（010）84049572
承　　印	文畅阁印刷有限公司			
版　　次	2022 年 10 月第 1 版		印　　次	2022 年 10 月第 1 次印刷
规　　格	889mm×1194mm		开　　本	1/32
印　　张	5.5		字　　数	74 千字
书　　号	978-7-5169-2289-7			
定　　价	59.00 元			

引言

　　"我是谁"其实是古人留下来最彻底、最有效的心理疗愈。

　　我在《不合理的快乐》已经以相当多的篇幅来表达"我是谁"——"参"的系统，但是总认为还少了一个练习的层面。所以，在这里，特别要强调的是——如何落实在生活之中。

　　我到目前为止，听到所有人表达的，无论是读了这几本书的体会，或是相关的提问，都还站在头脑局限的层面，称不上是领悟的成就。为此，我也担心之前用了将近五十万字来表达那么简单的观念，却无法将人类最深奥的精华转达出来，又落入一个知识的体系，成为在逻辑上用来分别的工具。倘若如此，就太对不起从古至今的圣人了。

我在《静坐》做过详细的说明，指出无论哪一种静坐法，都离不开这两个层面：专注（*śamatha*）或观照（*vipaśyanā*）。任何静坐的方法只是一个工具，让我们可以找到真正的自己（Self realization）——真正的自己。后来，我也用"醒觉"来形容这一领悟。

领悟，其实也只是意识状态的变更——从局限落回无限。然而，这种转变离不开两条路径："参"（*ātma-vichāra, self-inquiry*）与"臣服"（*praṇidhāna, surrender*）（后来各自衍生出中国禅宗的参话头、印度的 *jñāna yoga* 真知瑜伽、解脱瑜伽，和 *bhakti yoga* 奉爱瑜伽）。

中国的禅宗从达摩祖师开始。他从印度沿着海路，先到中国南方的广州，再到北方的洛阳，在嵩山少林寺面壁九年。二祖慧可来跟他求法："我心未宁，乞师与安。"达摩说："将心来，与汝安！"慧可答复："觅心了不可得。"达摩告诉他："与汝安心竟。"

二祖心不安，达摩教的方法，用这本书的话来说，也就是——你说心不安，不安的人是谁？这段对话不光把禅的传承带出来，还把"参"的方法留下来。

我们无论用各式各样的方法来静坐，最多是净化头脑的作用，让念头消失，而在宁静中走上这两者的其中一条路。假如我们要将这两条路也称之为方法，只能说"参"和"臣服"是万法之首，是最高的法门。透过它们，我们自然可以进入最高的定（*mahāsamādhi*，大定），这是指向智慧最直接的路。可以说，从这两条路，人类比较容易醒觉。

正因如此，除了我在前几本书已经提过的"臣服"，如何将"参"落实到生活中，也值得在此进一步分享。

然而，现代人头脑高度的发展，传统的"参"，透过例如"我是谁？"这样一个简单的问题，是引不起头脑注意的。所以，我在这里采取不同的角度切入——如果有一个一体或真实好谈，我们先将一体与真实做一个描述，接下来将原本的话头转为一个提醒，用它来提醒你我真实、一体。

这一来，脑透过念头不断的"动"反而被真实、一体所融化，走到最后，一样回到心。

这本书与前几本书的不同之处在于，我会以相当快的步调与你一起进入"参",而不再重复说明之前提过的基础观念。我在《不合理的快乐》中提过"参"是相当少数成熟的修行者才可以理解或运用的方法。甚至,在成熟的修行者中,能真正掌握的人更是少之又少。

大部分人把这个世界抓得太紧,和家庭、事业、身份、物质、感受、感情绑得太密,也就是"我"太强烈,而不可能有空当去看到自己。即使看到自己,一般人也还没有准备好去接受自己会有阴暗面从深处一一浮出来。大多数人无法面对自己那么多的面向。所以,只有少数再少数的人适合这个方法。

"参"可以说是人类最高智慧的传承,从来没有中断过,更是灵性旅程最后一段最重要的关键,足以让人一路走到底。我在这里,还是要把它分享出来。如果你觉得切入的速度太快,或出现了你不熟悉的名词,我希望你可以回头复习前几本书,再来体会"参"的奥妙。

从一个更高的层面来看,我从《真原医》《静坐》《等着你》《重生》《你,在吗?》《全部的你》《神圣的你》《不合理的快乐》这些过去的作品一路下来，最多也只是为你准备进入这一堂功课。

或者说，我们这一生来的目的，也只是完成这个功课，而这个功课最多也只是把自己找回来。

把自己找回来，一个人自然就活出"在""觉""乐"，也自然活在爱中。

我们就开始进行吧。

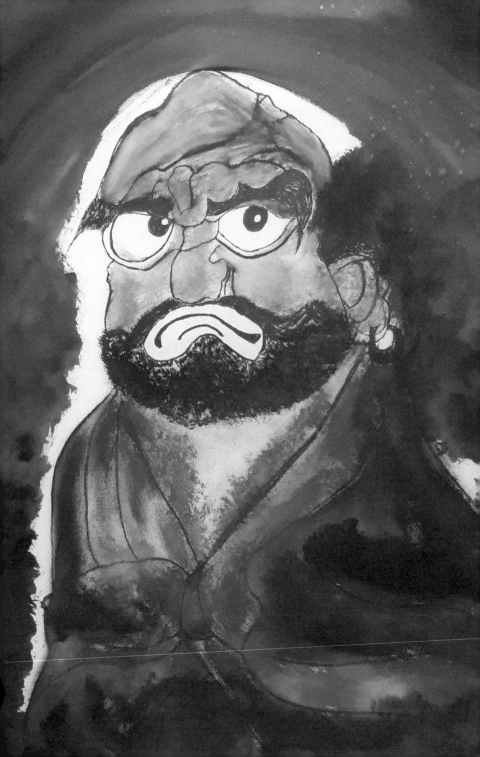

目录

醒觉
——对你有多重要？

你到底多想醒过来？

你有多想醒觉？这个问题，只有你个人才能回答。

醒过来，或说醒觉，对你有多么急迫，也只有你自己可以答复。大部分的人活过这一生，都在一个大的梦中。一生都在迷路，都在绕圈子。这个问题，根本不可能浮出来。

然而，也有人知道人生确实是一场梦（通常是恶梦），而想从这个梦醒过来，从人生走出来。但是，我所看到的，一般人醒觉的决心并不大。遇到好事，也就把醒觉忘记，又回到梦中。

这大概就是我们大多数人的状况。

所以，要谈解脱或活出全部的生命，可能都还太早。

但是，也有少数朋友会把醒觉当作人生最大的目的，随时随地都想追求，不愿轻易放过。我想，你能读到这里，大概也就属于这少数人，希望把全部或神圣的生命随时落到生活中，跟自己的生命整合。

假如我猜对了，我相信这本书虽然篇幅不大，却会成为很好的随身指南。前面提过，我在这本书中，不希望再重复名词的定义，而是想用自己的体验，用最诚恳的方式跟你对话。倘若，你也同样诚恳地投入，将一生所学到的观念，包括宗教、科学、各种学问，都可以放下。面对这些字句，也不要去分析。那么，你自然会让这些文字流到心中，建立生命完整的基础。

从第 3 章到第 16 章，每一章都分成两部分，前面是针对真实（Reality），通过各种角度去切入，而后面是进入练习的层面，是从一早醒来，到晚上入睡前都可以做的练习。

我们就一起开始吧。

01

从脑落到心，解开人生的钥匙

人为什么会有痛苦？为什么有种种烦恼？头脑明明是工具，为什么反客为主，成了生命的主人还带着我们走这一生？

我们只要一睁眼面对这个世界，就受到头脑的制约，产生一连串的分别和批判，认为样样都不顺、不够好，都带来烦恼。我们一天下来，总觉得不公平，总是事与愿违。从人类的历史中，我们一样认定人生就是你争我夺、不公不义，样样都不好。自然认为从一开始到现在，人类的生存史就是一连串的悲惨，我们要不断地自保，再加上奋斗，才有生存的希望。

人只要有念头，就从本来很单纯的灵性中心，也就是不分别、一体的"心"探出头来，做了一个分别，进入了脑的状态。头脑生出一个念头、两个念头、三个念头……越来越多。越分别，也就越复杂越严密。就这样，我们从不分别的一体踏出来。踏出来之后，往外界看，也就创出了一个世界。

从人出生后的发育来看，也就是如此。小婴儿在成长，他的头脑也跟着在成长，就往外去寻、去追察、去捕捉这些信息，就这样建立一个他的世界。

他从心往外看，透过头脑的二元对立和周边区隔开来，自然创出一个"我"。这样的"我"又不断地把自己投入周边的形相，把种种形相跟自己绑在一起。这个"我"和周遭形相的关联建立得越来越强，再透过情绪、念头的扩大与反弹，又创出种种的萎缩，甚至凝固成萎缩体，接下来就是一连串的不快乐。

你想不到的是，这样的"我"，它的来源其实是——什么都没有。

我们的脑不只是投射出一个世界、一个宇宙、一个生命，而且都站在一个共同点在看、在体验一切，这个共同点就是"我"。一生所体会到的一切，都是站在这个"我"的角度在看。没有"我"，也就没有这个世界。但是，我们很少可以观察到这一点，也就这么被虚构的"我"带走，以为这一切是真的。

头脑为了得出一个意义，在念头与念头之间，自然虚拟出一个连贯性。自然指定一个虚的因（cause），让我们认为人与人之间、事与事之间、物与物之间有一个联结，还各自有独立的存在。

我们从头脑的分别，再用五官往外看，慢慢创出一个个人的世界。跟着二元对立的逻辑，加上比较，不断地分别，不断地批判，造出一个完整的人间，而这个人间的无常与制约本身就是我们痛苦的来源。这种困境，要想透过念头解开，是几乎不可能的。

这个人间就是念头的产物。

不只如此，由头脑的二元对立和念头所组合的这个人生，我们竟然想透过念头跳出来，这本身就是不合理。一切是通过念头所建立的，怎么可能透过念头从这个框框跳出来？要跳出来，就是给头脑带来最大的危机，等于清除自己所建立的一切。于是，"怎么跳出来"这个问题根本不会从脑海浮出来。

懂了这些，一个人要怎么把全部的生命找回来？

他要走上一条"回头路"。

我们头脑发展的方向是往外,以前我们是往外寻,往外分歧,岔出种种分别;现在我们是回头走,往内看,落回心。

我们从头脑,回到无思无想、一体、不分别的"心"。

这个"心"是生命的中心。真实生命的中心不是头脑。头脑投射的念头只是把无色无形限制成人间。但我过去借用人体的心脏来解说,也只是一种比喻。这个"心"最多可以说是我们人的中心,或宇宙的中心。

意识回到这个中心,可以比喻成回到螺旋场的奇点、回到黑洞。到那里,念头完全消失。这个中心点融化一切思考的范围,把念头完全吞掉,回到最原始、最轻松、最根本的"心"的状态。

一个人宁静得没有思考,没有念头,这个心就好像一万个太阳在照,而且这个光明是永恒的,不会现在有,待会没有。它是完全不会中断的,是永续的光明。这个光明,是我们的本性,无法用一般的亮度来形容,我们最多用"一万个太阳"这种比喻来表达这种更亮的光。

这种本性的光明，是我们每个人要自己去体会的。

一个人要解脱，要通过一个完全颠倒的回路——从脑，回到心。

人生是这样形成的：从心，延伸到脑。从脑，产生一个"我"。再从情绪扩大反弹成萎缩、痛。所以，如果要回头去找这个"我"的来源，找到最后，自然落回"心"。

要回到心，最直接、最快的方法就是——只要念头一进来，就紧跟着追问这个念头或"我"的来源是什么，看能不能把这个"我"的根源找到。一路跟追到底。这就是"参"的观念。

我们随时只要有念头，情绪一来，萎缩产生，就接着"参"——

谁，有这个念头？谁，有这个情绪？谁，有这个伤痛？谁认为被欺负？谁心痛？谁在算计？谁在嫉妒？谁在计较？谁被背叛？谁想报复？谁觉得世界不公平？谁痛到一句话都说不出口？谁，不想再见到明天的太阳？

当然，在痛的，是我。反弹的，是我。眼泪流不完的，是我。被欺负的，是我。受伤的，是我。不敢再信任的，是我。没有安全感的，是我。绝望的，是我。想结束生命的，是我。一句话都不想说的，是我。失去了一切的，是我。

这样子，我们有任何念头、感受，都用这个方法一路不断地去寻。

无论"我痛""我伤心""我掉泪"……都集中在"我"——"我是谁？"

这么一来，样样都集中在"我"，只要参下去会发现——全部知觉、感受、念头的来源，其实也只是"我"，都是"我"。

"我"，又到底是谁？

这个问题一问下去，没有一个答案。

最后，全部答案都有了。

没有答案，本身就是答案。

———————◇———————

这个方法和其他方法完全不一样。它本身就站在一体、整体。最多只是把全部的不真实、全部的幻觉、

"我"挪开，到最后只是我们的本性、一体。透过这个方法，我们完全回到这个灵性的中心，这就是"参"。

"参"最多带我们走上回头路，回到最源头的那一点，我们本来都有的一体的状态。

所以，"参"什么？"参"自己，回到家，回到存在的家。

"参"到最后，没有什么可以参了，一切都挪开了。接下来，可能又生起一个杂念，也就不断地"参"——还有什么？谁知道这个？参到底，还有什么？

接下来，什么都没有。

连一个没有，都没有。

这个沉默，本身就是我们无色无形的全部。它本身就是一体意识。是存在的家，也就是我们的本质。

没有语言可以谈。这些表达的方式，最多还是一个借用的比喻。

这个方法就是这么简单，也就这么谈完了。

然而，它本身有很多变化。我们一天随时都可以做，跟任何活动——包括处理事、与人互动、静坐都不冲突。从早上醒来，就可以做。最不可思议的是，一个人熟练了，就连睡觉，也自然在做，是它带着你做。

不一定要摆出什么姿势，排出某个时间，或规划什么练习。

你随时都可以做。

每个人在做的时候，随着自己的个性、习惯，自然会形成自己的"参"。

有些人是不断地问"我是谁？""是谁有这个念头？""谁有这个感受？"有些人是安安静静的，很长时间没有什么念头，连问都问不出来，最多是轻轻松松地，念头来时，再问"我是谁？"也有些人的情绪特别丰富，而随时可以问"谁有这些情绪？"

有些人是很激烈地在问在寻。

也有人是很长的时间没有念头，停留在空当，在宁静。

所以，从这里面，可以有各式各样不同的选择。这也就是"参"的方法。

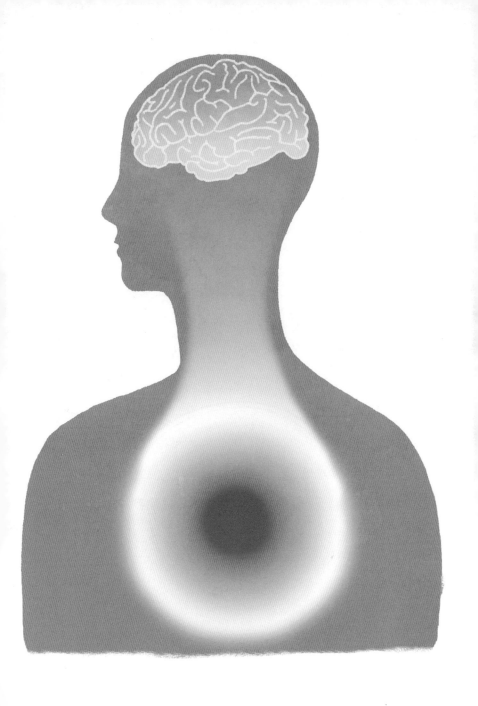

02

"参"带来最大扭转的动力

这样子来解释"参",我们自然会发现它和任何静坐方法都不一样。它不追求姿势、方法、甚至不讲究练习的形式。假如还可以把它当练习来谈,也就是一种从早到晚都可以做的练习。

这样的"参",只是让我们肯定自己从来没有跟一体、整体分开过,也只是让我们随时提醒自己,而同时回到一体。通过"参",我们也是在承认从身体或脑是不可能醒觉的。从相对,不可能跳到绝对。

任何静坐的方法,无论专注或观照,用意最多是把头脑的运作集中,让注意力集中或停留在同一个对象或同一个过程,保持专注或观照,而让念头消失,让我们的本性自然浮出来。本身还是站在"我"面对这个世界，培养种种"我"的功夫。衍生出来的种种身心变化，难免还是从"我"的角度在看。例如，觉得"我"的杂念减少，或"我"与宇宙合一，"我"的定力更深更强了，"我"有种种超脱的体验。

"参"的不同之处在于，我们还没开始"参"，就已经站在真实来看这世界。最多是透过"参"，把这个真实找回来。可以说，"参"站在真实，带着一个动力；而静坐是站在世界，停留在同一个对象或过程。

让我再用一个比喻来描述两者的差别：静坐就像一尾鱼专注于眼前的东西，也许是其他的鱼、石头、泡泡、水草……透过专注或观照，念头可以停下来，甚至消逝。透过这样的空当，一个人原本看着外在的事物，突然转回内心，看到自己。或者换个说法，静坐是让主体（"我"）与客体（静坐的对象）合一。在合一的状态，我们自然进入当下，把当下这个瞬间拉长。当下一拉长，我们的本性或是生命的本质（也可以称为"真实"）自然浮出来。

然而，"参"站的角度不同。它已经肯定生命的全部，是站在无色无形、空、内心去观察一切，去看着眼前的注意力落入一个角落。意识的出发点截然不同。"参"什么都不理会，不去在意任何由这个"我"衍生的产物。它绕过一切现象和状态，只是一心专注于"我"的根源。

"参"采用不同的优先级——完全集中在"我"的上游。我们把"我"的根源找到，一切现象自然消失。一个人自然达到"止"，也就自然解脱。不需要再花时间练习或分析各种体验。甚至，一个人站在一体，就连"参"都变成多余。最多只是通过"参"记得一体，记得自己的本家。

我才敢说，对已经准备好的人来说，"参"是最好的心理疗愈。它跟任何疗愈的方法不同，也是一样的道理：这样的参，不在创伤或失落的层面去不断分析，不刻意去重现痛苦，而是直接把注意力集中在"我"的根源，也就是痛苦的根源。通过"参"，参到底，"我"消失了，一切的障碍和问题也就解开了。

回到鱼的比喻，静坐是从意识的一个角落进入一体，就像前面说的，是站在鱼或"我"的角度，念头安静下来，注意力突然从外转向内，而看到真正的自己。相对地，"参"不是像前面提到的鱼，反而是从本性的角度在钓鱼（"我""我"的念头）。本来就站在一体或整体，一切已经是完美，一切都已经完成。假如用状态来表达，它本身是最轻松、最根本、最不费力的状态。

"参"，最多是站在一体，就像顺着线钩住鱼，把它往主体拉，拉回存在的家。最后，没有钓鱼的人（"参"的人），也没有被钓的鱼（念头或"我"），连钓鱼在拉的线都没有，只剩下一个拉的动作——"参"。

假如把"我"画成一个人，而"我念"（I-thought）画成一根绳子，这根绳子最多就像落在一个看不到底的深渊。我们非要去拉一拉绳子，看看里头有什么东西。但是，永远拉不到的。眼前的，是一个无底洞。

我们不知道其实是反过来的，是一体在拉我们，早晚把我们吞掉。然而，站在"我"或"我念"，我们会认为是自己在主动追求。这是"参"最有意思的层面。

在这过程中，我们有一天会突然体会，就连这个

"我念"的绳子，其实也从来没有离开过一体，甚至连"我"也没有离开过一体。就连"我念"的绳子也和一体一样在放光。

"我念""我""一体"其实从来没有分手过，一而三，三而一。接下来，没有一个人在钓鱼，也没有人在拉绳子，更没有绳子（我念）好谈。存在的，最多是一体。

所以，"参"不讲究方法，不在形式上着墨，没有什么游戏规则好谈。它本身就是最简约、最有效率的方式，让我们记起自己就是一体，一体就是自己，从来没有分手过。我才会在"引言"称它是最高的法门之一。

尽管"参"是极高的法门，却只有少数人懂得运用。可惜的是，即使这一传承千百年来不曾中断，却已经失去了脉络。

我常常看到有些修行者在参话头①，却不明白为

---

① 话头，是指说话的前头，也就是在动念要说话、未说话之前的"那个"。参话头的修行方法是由禅宗的临济宗发扬光大。尤其南宋的大慧宗杲禅师，提倡参究赵州禅师的无字公案——"因甚狗子无佛性？"，或简化为"无"。其他的话头包括"念佛是谁？""本来面目？""万法归一，一归何处？"，可简化为"一""拖死尸的是什么人？"

什么要参。他们这么重复，最多只是让念头消失，进入比较安静的状态，而不能从一般的意识跳出来，更不用谈解脱。

我会把"参"的方法当作最高的法门，还有另一个原因：古人的传承是靠着上师与弟子代代相传，而不曾中断。一位好老师的印可（印证、认可）在过去是相当重要的关键，可以让学生省下许多冤枉路。

只是，过了千百年，这个传承不再那么犀利，找到一位好的老师非常不容易。而"参"这个方法，本身就像一个好的老师，可以引领你我走到底。一个人即使有各式各样空灵或奥妙的领悟或体验，甚至认为自己开悟了，还是需要通过"参"穿越自己的体悟而不会迷路。也就是说，只要有任何体验或领悟可谈的，还是可以"参"——

还有领悟可谈的人，是谁？

有佛陀或天使现前的人，是谁？

可以表达这么高妙的境界的，是谁？

可以描述这些境界的，是谁？

这样子，一路参到底，才可以消除头脑所带来的任何错觉。

前面也提到，古人认为只有最成熟、最够格的修行者才有机缘接触到"参"。其中，又只有少数的人会运用。假如门槛那么高，也许你会想问："为什么还要带出来？"

我承认，这确实是一个考验。明知这个门槛不容易，但总认为你我够聪明、够成熟，而可以接受这个方法。

从另一个层面来谈，人类生活的步调已经快到一个地步，让每个人都活在分别、隔离的意识状态。假如没有一个犀利而到位的解答方法，人类不可能永续健康，甚至可能连生存都谈不上。然而，这一集体的危机，也促使我们更快踏出来，尽快在意识上彻底地转变。

人类从有文明到现在，没有一个时点像现在这么难得——地球的发展或频率，已经快到足以触发集体的醒觉。当然，我也舍不得错过这个大机会，才鼓起勇气写下这一系列的书，为你准备进入人类演化的下一个阶段。

相信你读到这里，会想再进一步知道，怎么去

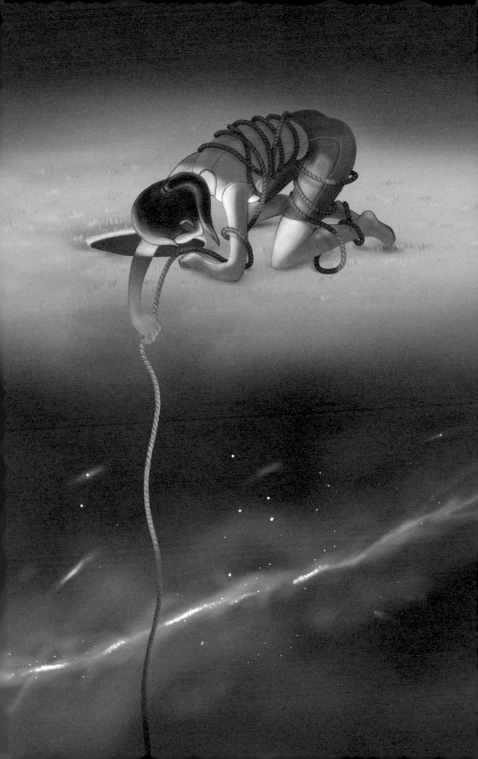

"参"？和一般静坐又有什么区隔？

　　静坐是守住一个客体、一个对象，假如我们把"参"当作静坐，"参"的静坐可以说是守住纯净的根源，也就是生命的来源、"在"或"空"，是我们全部意识的根源。

　　"参"，最多是把注意力守在这里。

　　通过"参"的静坐，一直把注意力守住的对象（"在"或"空"）当作自己，一个人也自然成为这个——"我"融化到一体，成为"在"，成为"空"。

　　一般我们用 I Am 静坐，也就是不断重复"我——在"，坐到最后，没办法重复了。那么，"参"，反而是通过脑的"动"，也就是念头，一路追察到根，通过"动"回到宁静。本身是用"参"的力量——

　　我是谁？对谁，有这个念头？有这些情绪、有这些感受、有这些变化？

　　答案，当然是——我。

　　那，我是谁？

　　重点是"我是谁？"没办法回答的部分，没办法

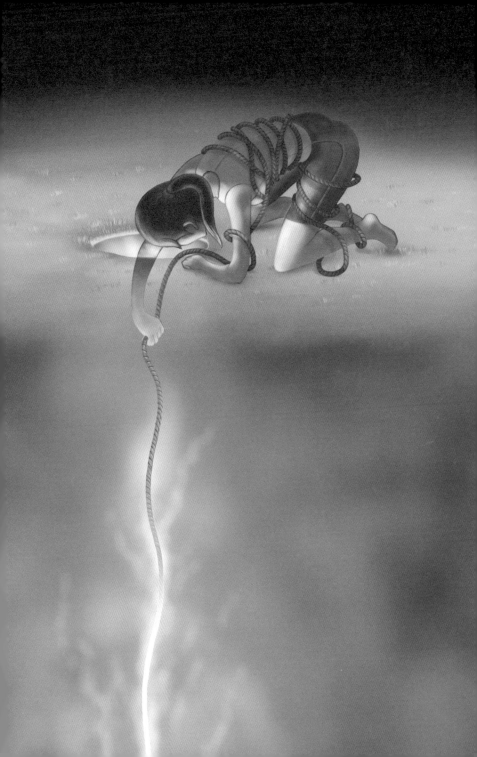

回答的宁静。

没办法回答的宁静，其实就是"I Am.""我——在"。

但是，它不动，它也不需要表达它自己。

这样子做下去，"我是谁？"之间的空当自然越来越长，一个人也就停留在空当。

重点就是停留在这个空当，意识层面的动——念头，也就自然消失。

停留在这个空当，也就清清楚楚地在"在"的状态。

其实就是那么简单。

一个人臣服到底，自然有一个见证的作用。意识和念头会劈开，人站在意识做见证。意识本身就好像是"在"的观念，一个人也就是从"在"看着"有"，进一步"参"——

我是谁？对谁，有这个念头？为谁，有这个见证的观念？谁还在做见证？

当然，答案又是——我。

那，我是谁？

所以，"我是谁？"这种参，自然就把一个人的状态带到见证的上游，走到哪里？完全走到"在"，走到没有念头，走到 beingness，走到存在。

走到——你，就是。

你是。

完全没有念头。

不光把主体和客体、对象之间的关系打破，连"观"都打破。

到最后什么都没有。

"参"之所以不同于其他方法，原因在此。

03
所见的一切都不真实

我们眼前所看到的、体验到的，都是五官的捕捉，再通过念头建立而成的。

我们在人间所体验的一切，从生到死，都离不开脑和神经不断产生和演变的信息，而这些信息也从来没有离开过电子信号的传递。

我们认为很坚固的一栋楼、眼前的一个人，甚至自己，最多也只是这些电子信号的组合。

这种看法，对一般人而言，已经很难接受。更难接受的是，这些信息不要说没有一个全面的代表性，甚至连部分的代表性都没有，只是一个狭窄的窗口，让我们对世界得到一个狭隘的认识。这一点认识，在整体中不成比例，也没有任何代表性。

我们一般人根本想不到，不只五官带来的信息是如此，再多感官，也依然是狭窄而没有代表性。

我们能观察、体会到宇宙的无限大与无限小。然而，五官所看不到、体会不到的宇宙，它的层面远远大于我们所可以想象的。再多感官或语言去截取、去描述，还是落在一个角落，是站在一个小点看整体。即使用蚂蚁和大象来做对比，也远远不足以描述小点与整体的差距。

无论站在哪一种角度，科学也好，科技也罢，人类认为可以完全掌控真实，甚至可以推导出一个真实可谈，这种想法才是不可思议。

我们认为人类文明累积下来的知识就足以描述全部的生命，同时还认为看不到就等于不存在，这本身更不可思议。

这种观念不只违反常识，本身也违反理智，而我们都是这样活了一生。

我们不用谈这是不是真的，更不用去分析所谓的人生（你我活出来的故事、生命的内容）来探讨这一论点是不是成立。只要观察，自然会发现我们认定曾经发生的一切，都是通过脑的记忆取回来的；至于还没有发生的未来，也是靠脑海的投射带到现在。无论过去和未来，都离不开脑的作业。

透过脑，我们觉得一切有一个连贯性，也把过去的事称为"因"，未来的作用称之为"果"。在这种连贯性之下建立的人生，最多也只是反映因—果的前后联结。过去、未来、因果、先后，都是思想虚拟出来的解释机制，一般人很难看穿它的虚妄，也随时都被它绑住，很难跳出来，很难过关。

比较正确的问法是：假如这一切不是真实，我们这一生的体验又是怎么来的？为什么让我们的人生那么真？为什么我们认定人和人、事和事之间有一个连贯性，看得那么真实？

答案其实相当简单。

我们的人生是念相的组合，而念相从来没有离开过二元对立，从一开始就是脑的电子信号再加上比较、分别、区隔的作用所得到的产物。要对人类的脑产生意义，首先有一个"前—后"的比较，而自然衍生出"时—空"的观念，和周遭的环境区隔。

对人而言，区隔不只是空间的，还需要有一个时间上的区隔。通过心理的时空观念，人类才得以体验这个世界，而创出一个人生的故事可谈。

所以，谈到人生是虚的，一点都不过分。

人、事、物，就是这么通过一点虚的念相所组合而成。

我们本身对世界的知觉已经受到这种局限，不可能在局限之外体验这个世界。假如可以看穿这一局限，我们体验的范围自然更大，自然把局限纳入体验的范围，也就不能称之为局限了。这本身带来一个矛盾、悖论（paradox）——观察者通过有限的观察方式，只能观察到生命有限的范围，而不可能体会到这个角落外有什么。

他已经被自己观察的能力所限制了。

这是人类一生最大的悖论，可惜的是，一般人很少去想，根本意识不到。

这么一探讨下去，自然会发现这个结论——一切我们所见、所闻到、听到、触摸到、尝到、体会到的，都是头脑投射出来的。

没有一样是真实的。

练习

醒来，第一个念头，就对自己的状态做一个回想。

告诉自己：一切，一切我所看到、闻到、听到、触摸到、尝到、体会到的……都是我的头脑所投射出来的，没有一项是真实的。

接下来，有任何念头，告诉自己：这些念头都不是真实的。

心痛或烦恼的事、大大小小的失落，知道了，也告诉自己：

一切都是脑投射出来的，都不是真实。

假如念头开始一个个起伏——

看着它们，提醒自己：任何念头，都不是真实的。也不用去管它们。随它们，让它们来，让它们走。

就放过这世界吧，让世界自己存在。

这样子不断地提醒，会发现念头自然减少，心里自然安静。但是，随时还知道有一个人在观察，也有一个身体可以被观察到。这时，轻轻松松地问——

还可以想、可以观察、可以感受的人，是谁？

答案自然是：是我，当然是我。

那么，我又是谁？

我是谁？

不要落入任何答案，最多只是轻轻松松守住这个问题。也许一秒、两秒，不要去追究答案。接下来，念头可能又进来了，这时候再问：

念头是对谁来的？

谁有这些念头？

是我。

那，我是谁？

起床后，穿衣、照镜、盥洗、用餐，不断提醒自己：

在我眼前可以体会到的一切，都不是真实的。

都只是念相。

是"我"投射出来的。

"我"，也是头脑投射出来的。

"我"，也只是念相。

出门散步、工作，一天当中，随时想到，就提醒自己：

我眼前所看到的、所体会到的一切、一切，都不是真实。

都是我的脑所投射出来的。

晚上要睡觉了，最后一个念头，也不断地重复提醒自己这几句话。

04
我是神圣的

　　假如全部生命是不受制约，那么，它没有生过，也没有死过。一样地，真正的我，也就是自性或本性，不可能生，不可能死。

　　它本身就是永恒，本身就是一体。

　　假如有一个主或神，我也不可能跟祂是分开的。

　　我就是神。神就是我。

　　了解了这些，人就突然落回整体，看着这个世界。也自然会发现，人生的一切是头脑建立出来的，离不开念相或妄想。即使还有那么一点真，跟整体相较，也小得不成比例。既然如此，何必去计较这一生所遇到的困难、不满和挑战？

　　放过它们，放过自己，让一切轻轻松松存在，是我们这一生唯一要学习的功课。

放过一切，一切再也不与我们相关。人间所带来的任何价值，跟自己再也不相关，也没有什么东西值得去分析、去解释。

我们也就轻轻松松地，什么都没有做，进入神圣的"在"，神圣的宁静，神圣的全部。

一个人本来就圆满，一切就是圆满，而一切都属于整体，不可能从哪一个角落，有一个动力，对这个整体带来什么后果。

最多也就是醒觉，如果现在不醒过来，要等到什么时候呢？反过来说，如果现在不是醒着的，未来也不可能醒过来。

我们不知道的是，自性本来就是醒觉的。因为我们不知道，也就还在这个世界昏迷打转。要突然体会到我们本来就有、从来没有离开过的，这个醒觉才落到生活中。这时候会发现——什么都没有发生，什么都没有得到，但自己已经完全不一样。

换一个角度来说，谈醒觉，本身也是一个大妄想。醒觉的"人"、醒觉的"动"、醒觉的"对象"，本身都不存在。假如还有一个醒觉的人好醒觉，反而是我们自己建立的阻碍，还是落入二元对立的观点看这世界。

懂了这些，一个人自然也就平静下来，再也不做抵抗，也没有什么知识或学问需要和人分享，或还有什么成就值得追求。任何成果、任何成就、任何追求都还是人所带来的，一切都只是人局限自己而创出来的价值。

我再也不需要让这个世界带走。

我本来就是解脱的。不可能比现在的解脱更解脱。

我没有生，没有死。我自由地来，也可以自由地走。

练习

跟前面一样地，刚醒来，睁开眼，还躺在床上就可以练习。

告诉自己：

我知道，我完全承认，眼前所体会的一切都不是真实。

真正的我是神圣的。

我的本性从来没有生过，从来没有死过。

我的本性从来没有来过，也从来没有去过。

一切人间所体会到的、所经过的，跟我的本性都不相关。

任何经验，无论多美，多不好，多大的成就，多深的失落，是欢笑，还是流泪，是喜事，或是坏事——都不是真正的我。

没有一件事情可以沾到我。

我连来都没来过，怎么还可能受人间任何事情的影响？

这样子，不断地重复这个提醒。自然发现，进入更深的安静。在这个时候，念头起不来。

念头一起来，轻轻松松地问自己：

对谁，有这些念头？

当然又是我。

是我。

继续问：我，又是谁？

我，是谁？

不用追求回答，轻轻带一个"参"的味道，停留在这个空当。

念头再出现，再问一次：我，是谁？

没有念头的空当，就是正确的答案。

———◇———

有些朋友觉得念头总是停不下来，尤其是正遭遇重大的伤痛、失落，在物质的层面、关系或心理层面受到很大的损失，可能觉得自己做错了，承受很深的内疚，也可能觉得受委屈——为什么是我？对自己的安全或未来，有数不完的忧虑。

这种情况，最需要一个安慰的力量。没办法自己停住负面念头的朋友，有一个很好的方法可以采用。

我们还是知道真正的自己才是生命的主人，但是，在这痛苦的一刻，让我们暂时把这个神圣的身份挪给一个"他者"。选一位跟自己的心比较亲近的代表，也许是菩萨、佛陀、耶稣，甚至上帝，用最诚恳的方式，做一个请求：

上帝（佛陀、耶稣、菩萨……），请把我全部的烦恼或是罪带走，就让我把这些痛心交给你吧。

这个请求，假如真正诚恳，多次重复，本身就带来一个安慰的力量，远远超过世间所能想象。用这种方法可以得到安静，再进行前面所谈的功课。

———————————◇———————————

一个人平静时，可以"参"，即使念头起伏，一样可以用"我是谁？"参下去。安静下来之后，还可能对自己的神圣有质疑，不敢相信自己的神圣。这时候，也可以采用"I Am" meditation（"我在"的静坐）。"参"和"我在"的静坐可以交替使用，不见得需要依照一定的顺序。

我们可以用"I Am."（我是，我在）代表上帝的名字。因为它所显化的，和它本身分不开。最多只能用这种方法来表达——"我在""I Am."。

用这个方式静坐，自然就在强调本性、自性的神圣。

结合呼吸的练习，甚至可以让这一神圣落在我们的肉体。我过去才会强调，通过观息来做一个开始。

我们轻松地观察呼吸。

进。出。

进。出。

不要去影响到它。

呼吸快，我也知道，看着它。

呼吸慢，我也知道。

都不要去干涉它。

呼吸自然会调整。

自然落入一个规律。

这些都不用管。

只要回到呼吸，回到观息。

这时候，把注意力摆到吸气和吐气上。

吸气时，轻轻松松带出"我"。

吐气将尽时，带出"在"。

吸气——我。

吐气——在。

通过呼吸，把这个神圣的身份落到自己。

我——在——。

这样子，只要投入，念头马上会减少。

我————在的距离越来越长。

甚至，我————之后，连"在"都起不来。

只有一片空，一片光明。

轻轻松松停留在这个状态。

这时候会发现，还有一个认知，一个见证者，一个观察者在知道。

知道自己在念"我——在"，或知道自己在空当，在无思无想的状态下。

这时候，轻轻地问：

那个知道有空当、知道在念"我——在"的，是谁？

还有谁，是可以体验到的？

答案自然也就是：我。

那么，我是谁？

05

最多，只有一体

　　"我""你"、其他、一切，都离不开一体。都是从一体延伸出来，也自然只能回到一体。我们也没有任何体，单独存在于一体之外，或可以与一体区隔开来。然而，"我""你""他"最多只是念头的产物，只能称为念相或妄想。本身不存在，是我们通过头脑局限、分割出来的。

　　难以想象，我们的头脑那么发达，可以通过二元对立这样的工具，在念头的主宰下，只是简单通过人和人、物与物、人与事、人与物的比较，就可以创出一个那么完整的世界。通过念头，我们创出念相。通过念相，我们创出那么复杂的人间百态。

　　这些人间百态离不开时—空。通过时—空，我们才样样都有一个表面上的连贯性。最不可思议的，样样东西在空间都有相对而连贯的关系。然而，这对我们的脑还不够，还要发展出一个时间的连贯性。我们的记忆和思考，也就是这样衍生出来的，而且样样都有一个理由、有个原因。而这个理由和原因最好是符合理性，而通过头脑可以理解。

我们都那么聪明，也受到那么完整、丰富的教育。然而，最难想象的是，我们每一个人都被自己的头脑给骗了，被脑给洗脑了，把这个时—空当作真的。这连贯的关系，明明一深入分析就知道是虚的，居然把它当作真实，甚至还把它当作我们人生的局限。

荒谬的是，人类的头脑一定要把整体局限到一个小角落，才能产生认知或体验，于是自然把局限当作全部的潜能，也就这么骗了自己一生。

局限只是逻辑的工具，想不到我们会把局限当作成果。假如有一个从外星文明或未来来的人，来观察地球的人，会觉得不可思议。头脑造出的相对的观念（包括相对的一切，相对的世界），站在绝对的一体，只是很小的一部分，根本就不成比例。怎么也想不到，念头投射出来这么小小一点的相对的世界，竟然可以遮住无限大的绝对存在，让我们忽略了整体。

这种不断的分别与区隔，还成为我们人生的出发点，主导了人类的所有体会，让我们不断地向外奔走、忙碌，反而成为离心的生命。越发展，越离开一体。都忘记了，一体才是一切的源头，比局限更大。回到一体，我们的生命才会有无穷的活力。

在这里要提醒一点，我用"一体""整体"来表达我们真实生命的本质，也就是一切，是"空"、是无色无形、是无限大，也是无限小。然而，这些语言还是头脑局限的产物，一样离不开二元对立。

如果要表达得更为清晰，用"一体""整体"所表达的其实是——"样样都不是""样样设想都够不着"，不是通过任何"做"或"动"可以理解的。只是，习惯了局限的头脑，会把这种表达当作冲突，而极力排斥。

谁能想到，那么聪明的生命，会被自己发展出来的工具——头脑——绑住。不光被绑住，还把头脑提高到主宰的地位，而我们反而成为头脑的奴隶。痛苦一生、忙碌一生、追求一生，都离不开一个虚构的境界。

这个观念是再简单、自然不过的了。其实，我认为任何真实，都只能是简单明了。过去才会讲一定要小孩子都懂、可以做到，才是真实。但可惜的是，人类教育本身就是限制的产物，而使得我们认为这些都不可能，宁愿把自己的生命落在五官可以界定的一个小小的范围。无论再用多少篇幅、各式各样的比喻来表达，也不可能描述这么简单、自然的观念。即使表达了，又有谁可以听懂？谁可以听得进去？

假如可以突然体会到本性、自性的地位，也就是从来没有离开过神——我们就是神，神就是我们，所带来的心态转变，只能用不可思议来形容。对很多人来说，知道自己和造物主等同，自然卸下许多包袱，而不再被过去的问题困住。这远超过人间所能带来的疗愈和安慰。不只这一生，接下来，我们永远都不一样了。自然轻轻松松跳出一切的制约。

突然会理解，眼前所看到的你、我、东西、动物、植物、泥土、天空、世界，都是头脑通过业力的逻辑所包装起来的产物。这些产物或业力，跟真正的我、跟本性都不相关，最多像一点尘埃，飘到一个从来没有动过的银幕上。有意思的是，它连这个银幕都沾不上去，但我们反而被它牵着走，会崇拜它，把它看得比远远更大的整体更重要。

其实，业力也就是制约，也只是头脑固化的连锁反应，最多带来能量的转变。谈到业力，许多人带着种种误解，甚至用科学的角度去质疑。听到这些问题，我常常不知道怎么响应，不晓得要笑还是掉眼泪，最多只能为这种质疑所反映的制约、或人类有史以来的灌输而叹口气。

因为头脑天生的制约（与业力），许多人可能没有想过、没有看透——这个世界本身就是业力的组合。通过脑永远断不了，也无法消除。

也就是说，我们眼前所看到的高楼、马路、动力、世界，就是通过五官所建立的信息，再通过头脑所带来的关联（也就是制约、因果）才建立起来的。没有因果，其实也没有世界好谈。更没有时—空。有了因果，才决定了人间。

就像一个科学家或观察者，通过他的测量工具想观察这个世界，却没有想到——自己得到的数据，正是被观察、测量的方法给决定了。样样所可以表达的，也离不开他所采用的测量工具。回来谈人间，因—果就是人类观察的工具，想不到也就决定了我们所可以看到、体验的世界。这关系，其实就是这么简单，这么明白。

从另一个更高的层面来谈，人类所想得到的任何工具，无论多么"发达"，多么精密，都不能对整体做一个描述。甚至，连我们人类创造出来的语言和逻辑也不可能。有限（finite）永远不可能理解无限（infinite）。要不然的话，就会违反数学和物理的所有道理。

我听到科学家在质疑这一切有什么科学根据时，最多是看着他，不觉得需要延续这种辩论。其实，一般人站在科学的立场时，往往没有想过，当代的科学本身无法了解一体、整体。目前的科学工具都带来局限，带来分割，离不开二元对立。要了解一体，使用这样的逻辑工具，本身就不是正确的策略。

我们的头脑除了投射出一个连贯性，为了对它自己产生更多意义，会再把一个动力分割成"有一个人在做""一件事被做"以及"做"三个观念。我们的语言架构，也要有一个"做"或"动"的主体（主词），有一个"做"（动词），再一个"被做的对象"（受词），二元对立的逻辑才可以发挥作用。《道德经》也说：道生一，一生二，二生三，三生万物[①]。

谈到需要三点，才能让二元对立的逻辑起作用，这里还有另一个例子，可以让你一起体会。举例来说，公元指的是耶稣诞生后多少年，然而，从整体的角度来看，这种纪年法并不精确，只是描述了耶稣诞生和多少年后这两个时点的相对关系。再加上一个点，例如耶稣诞生后两千年，可能是某件事的一万年后，这样才能更精确地比对出这两个点的所在。

即使如此，还是不够，还是会发现——再增加多少个点，还只是建立一个相对的范围，只是参考的点挪到一个稍微大或稍微更小的领域。我们永远可以建立更多参考的坐标。

空间上也是如此，两个点，只能表达彼此的相对位置或关系，至少要有三个点，通过第三个点的位置

---

① 《道德经》第四十二章。

来看，才能比较厘清这两个点的所在。

二元对立，离不开至少三个点的观念，有"做"的人／"做"或"动"／被"做"的对象的区隔，才能在时—空里成立。假如没有这个 doer/doing/be done 的区隔，其实也没有这个世界，一切我们所认为的人间百态，也就突然消失了。

懂了这些，一个人自然会体会到——没有谁在做（there's no doer），也没有什么东西好被做（there's nothing to be done）。任何"做"或"动"，还是头脑的产物，是通过虚的业力所组合的。

解脱，是跳出任何人间百态，跳出任何人类的元素（human-ness）。也就是知道任何东西、"人"都是由头脑的投射创造出来的，本身并不存在。

这包括业力，也包括"我""你""他""一切"，都没有什么独立的存在好谈的。

去抵抗业力，本身也只是一个妄想。假如业力不存在，去抵抗它，又有什么作用？

抵抗业力，最多只是带给自己一个不必要的难题，本身只是延续一个妄想。不过是用虚妄去对治虚妄。

最多是让这个业力继续转变，通过反弹，带来更多数不完的反弹。

正确的观念是——让眼前发生的一切，释放它自己所含的能量，完成它自己存在的目的。不要去干涉它，不要进一步去做任何反弹。

放过它，放过一切。让一切自然存在。

人间带来的业力，自然会完成它自己的周期，反而能饶过我们。

放过世界，世界自然放过我们。

假如有一个"命"好谈（即使一样是妄想），这个"命"也会跟着好转。

这是一个最根本的法，是转变命运最有效的方法。可惜的是，懂得运用的人太少。才会有一个臣服的练习好谈，也才有一个"参"好练习。

再讲透彻一点，假如我们彻底知道自己就是一体，一体就是自己，那么，面对任何事情，人生带来的任何状态和变化，我们都可以接受、臣服，不再做任何反弹。如此，我们已经化去业力的力量，把它当作云一样，最多是——让它来，让它走。

我们该做什么，自然会以最有效、最有利的方式去做。而且，在做的过程，并没有一个"'我'在做"的观念，这也就是臣服的做（surrendered action）。最多只能说是生命带着我们走，带着我们做。我们再也不加一个"我"的念头在上面。

面对不愉快的人事物，我们最多也是知道——这些事、这些人都是反映个人的潜意识，甚至集体潜意识的一部分，倒不是"我"真的存在，更不是谁有好意、恶意。是我们集体的失忆，集体的隔离，才有眼前这些状况。

臣服于他们，最多也只是承认他们还是一体的一部分。讨厌他们，也就是讨厌自己。伤害他们，也就是伤害自己。这不是相信与否的问题，它本身就是一个根本的法则。从石头、植物、动物、到人类都不可能不符合这个法则。

有了这些理解，"参"也就自然浮出来。因为还有一个人在做见证，充分地知道——没有"我"、没有这个世界、没有任何东西值得那么认真、值得我们反弹。

这时候，一个人自然会欢喜、得到安慰、得到解答。最多只是轻轻松松地"参"——知道那么多，体会那么多，肯定那么多，告解这些的人，是谁？

谁还有一体意识的观念？

谁还有什么东西可以分享？甚至，还有一点无我的观念？

当然，答案是：是我。

那么，我是谁？

练习

从醒来，到入睡前，有机会就不断地重复：

我知道，我体会到，通过每一个细胞都可以领悟到——

一切，一切我眼前所看到，可以感受，可以体会的，都是头脑所投射出来的。**没有一样是真实的。** Nothing is real.

不光如此，**我是神圣的**，从来没有来过，也不可能离开。

我是永恒。我是无所不在。

人生所见的一切，都不是真正的我，都跟真正的我不相关。

就连人生所谓的目的，跟真正的我都不相关。任何目的，都还是头脑投射出来的。更不用讲"我"。

"我"不存在，也根本没有存在过。

没有任何一件事，有什么意义可谈的。

没有什么目的好谈的。

没有人在做事。

也没有事可以被做。

人和人之间，事和事之间，物和物之间，"我"都不存在，都是平等的，都还是头脑所投射出来的。

不断地提醒自己这些根本的观念，自然会发现——头脑不断重复的观念，就会化为我们的真实（What the mind thinks, it becomes real.）。杂念也自然开始消失。一有念头，就轻松地"参"——

对谁，有这些念头？

谁还有什么念头可以有的？

回答当然是：我。

我，又是谁？

06

要懂得真实，
首先要发现——什么不是真实

智慧的根源，起步是知道没有什么东西叫智慧。

"参"这一系统的前提，本身就已经在承认——一切都是一体，都是 One Self。没有两个体、三个体。全部都是从一体出发的。甚至没有一个东西有原因存在。没有一样东西可以有一个自己的本质好谈，或可以体会的。没有一个东西有自己的根源。

"参"是站在这样的角度在看一切。

通过"参"，最多是把不真实挪开，轻轻松松地，真实也就亮出来、泄露出来、自然浮出来。因为真实本来就是永恒的、永久的，也不可能用语言可以描述。不可能是你去找，甚至你也不可能找到。有限，不可能足以找到无限。

要回到真实，最多是把局限挪开。从头脑的尽头，一直走到底。只能说是把头脑挪开，把不真实放掉。

想不到的是，把全部的不真实挪开，我们才体会到真正的我。

————————————⚬————————————

为什么要不断地问"我是谁？"

任何答案——我们这一生，从生到死，所体会的最多也只是"我"。我们能想出来的一切，甚至连解脱或修行的观念，都离不开"我"。

"我"是这一生的根源。

通过"参"，我们自然把全部的世界浓缩到一点——"我"。站在"我"，再继续追——"我"的来源是什么？这样子才可以把"我"一次彻底粉碎。这是最有效的方法。

不这样做，我们首先要面对全部的现象，要面对各种心理的作用，各种情绪、各种创伤，永远谈不完的。头脑二元对立的逻辑，在我们的生命中反客为主，从工具成为主人，只带来局限、限制，和数不完的烦恼、伤害、心痛、捆绑。但是，如果反过来把二元对立作为工具，通过脑的过滤"以毒攻毒"，把头脑所创出来的一切，汇集到一个共同的平台，浓缩到一个共同的点——"我"。在这同一个出发点回头，再往上游去找它的来源，这样把"我"消除，是最有效率的方法。

过去大圣人留下的种种智慧法门，不二论（*advaita vedānta*）也好，般若法门（*prajñāpāramitā*）也好，中国禅宗的话头也好，都自然会采用"参"。

"参"可以说是最大的秘密，或各个法门共同的出发点。

我一直以来觉得相当可惜的是，许多人用"参"的方法，但没有认识、领悟到这一点。往往做了几天之后，也就放弃了。或是练习归练习，生活归生活，好像两者不相关。这次特别通过这本书，把"参"带出来，作为修行的参考。

练习

我们要懂真实，要先挪开不真实。

最多只需要提醒自己——这个不是真的，那个不是真的。

任何所看到、听到、闻到、碰触到、体会到的，都不是真的。

都不是真正的我。

从早到晚，眼前看到、听到、体会到任何东西，无论是人、东西、事情，再美的事，再好、再不好、再平凡的事，轻轻松松告诉自己：

这个不是。

这个不是真实。

这个不是真正的我。

无论多么小，多么大的事，

都不是真实。

都跟真正的我不相关。

我所看的一切，都还是我过去业力的组合。是我通过多生多世的无明，把它局限出来的。

一切眼前所见的，本身就是局限，跟真正的我，一点都不相关。

我最多也只能让它们来，让它们走。

随它们。

老早也已经放过它们。

更不用干涉它们。

甚至，懒得反弹或抵抗。

因为我知道——样样都不是真的。

这么一来，念头自然就消失，心里也就平静。

再怎么大的打击，我突然都可以接受。

因为，我不断地提醒自己——它们都是虚的，跟真正的我不相关。

这时候，出现念头，再轻轻地"参"——

对谁，有这个念头？

还有什么念头值得谈？

值得让我注意？

让我放不过？

这时候，要注意甚至放不过的人，是谁？

当然是我。

那，我又是谁？

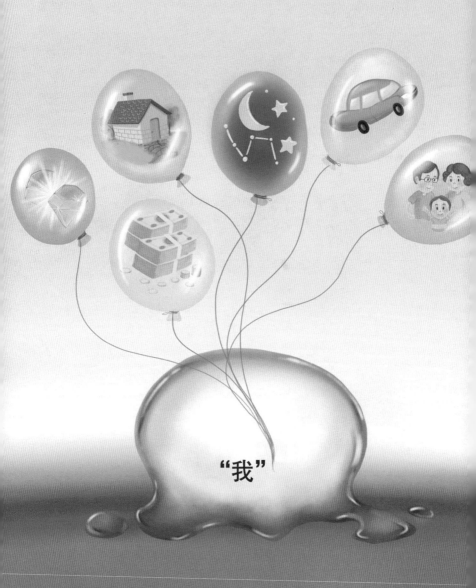

"我"

07

不批判

批判，是我们全部烦恼的来源。

我们从早到晚，不断地批判自己、别人、事情、环境、国家、地球，样样都看不顺眼，样样都值得批评。在我们的眼中，很少有事情是圆满完整的，所看到的全都是缺点。连一个好事，都要通过我们主观判断而同意，才变成一件好事。别人讲的好事，不经过我们的过滤，我们也绝对不会称之为"好"。

我们见到一个人，第一个念头就是已经开始判断——这个人友善不友善、礼貌不礼貌、风度好不好……一连串的判断。从早上一起来，到入睡之前，我们一天从来没有过不批判。不放过自己，也不放过别人。

批判自己，自然产生"罪"的观念。

我们通常都认为自己是罪人。当然，有很多人认为其他人才是罪人，自己反而是圣人或好人。这种标签或判断，自然也就决定我们对自己、对世界的看法。有了"罪"的制约和认定，我们自然也同样用这种方法看着世界，反映同一种负面的观感。接下来，要谈修行，根本不可能。因为认为自己有重重的阻碍（罪），总是需要有漫长的时间，要通过善行，甚至人生彻底的转变，才可以消除这些罪，才有机会重新开始。

然而，站在整体，没有什么东西叫作"罪"。

也没有什么东西叫作"好""坏"，有意义、没有意义，有目的、没有目的，公平、不公平，善人、坏人，修行、世俗。

假如连人、这个世界、一切，都是头脑投射出来的，那么，去批判好坏，本身就是一个大妄想。

一个人懂了这些，最多是大笑或大哭一场，发现——这一生，从来到离开，都是活在一个洗脑的状态，把一切虚妄的境界和虚妄的判断当作真实。

突然，一个人也变得话少，自然理解——一切所讲、可以表达，甚至可以想象的，都不存在。都还是我们用有限的聪明，通过二元对立的语言或思考的逻辑来描述不可能描述的整体；而局限，是永远不可能描述无限的。

局限，是无限大的一小部分，最多只是从无限大划分出一个小角落，在这个范围里好像有一个独立的存在。任何语言、任何表达不光没办法描述，即使描述出来，也都失真了。都是把整体化为一个切片，最多只是通过一个狭窄的角度来看全部。

我们最多只能用空间的三度，再加上时间的一度，勉强凑出四度，而认为可以对无尽的维度做一个全面的表达。这不仅是不可能，还是人类过于天真的想法。

但是，无论用多少篇幅重复这一点，我们还是可能听不懂。无论多少语言，指出这符合科学的道理，你我不可能相信，也过不了这一关，会认为还是有一句话好讲，有一个判断值得分享。有一个"我"，有一个"你"，有一个人生，有一个世界好谈。我们自然还是可能回到一个受委屈、受害者的身份，认为周边的人不公平，人间充满虐待，自己倒霉。还可能认为自己的人生故事最有特色，一生所遇到的痛心，是别人绝对没办法理解的。也因为如此，更有理由可以继续折磨自己、虐待别人，从早到晚都在埋怨。

这可能是我们每一个人的心理状态。

不经过一个彻底的翻身，没有一个人可以逃过。

练习

只要任何念头起伏，想做一个判断或批判，告诉
自己：

这个不是我。

这不是真实的我。

就连看到最美的风景，还是提醒自己：

这不是真实。

不是真实的我。

这一切，还是头脑投射出来的。

───────────◇───────────

假如做不到，因为反弹太激烈。没有关系，反弹
之后，还是可以练习：

刚刚反弹的，

不是我。

不是真正的我。

假如因为念头太多、反弹太重，这时就采用前面所谈的两个方法：

首先把自己的烦恼和反弹交给佛、上帝或自己觉得亲近的象征。不要小看这个作用，它是真正有效的。外头的问题自然会得到妥善的解决，而内心的反弹也自然消失。

再进一步，结合呼吸，"我在"的静坐，提醒自己：

我已经圆满，我和神从来没有分手过。

我就是神。神就是我。

都离不开一体。

————————○————————

如果还不适应，可以用"我————我"，也就是从大的我，看着小的我。

吸气时，**我**。

吐气将尽时，我。

吸气时，**我**。

吐气时，我。

不断的"我————我"。

这本身就在不断地通过呼吸提醒自己，提醒自己神圣的身份。

也就是说，我远远大于肉体所建立的我。

我可以透过每一口呼吸，把我的神性活出来。

这么一体会，反弹的念头和感受自然就降下来。

———⬦———

这时候，一个人安静下来，可以轻轻松松微细地"参"——

这个批判的人，是谁？

有必要批判的人，是谁？

还有必要分享自己的看法的，这是谁？

还有话好说的，是谁？

当然，答案又是：

我。

那么，我又是谁？

没有回答，就让这个宁静持续下去。

有了念头，再重复同样的参。

08
你不是小小的我

你还可能认为自己是无力，是不成比例的渺小。

命带来天生的限制，让你认为自己不如别人。只是，心里就算不满，也认定这就是自己的命。认为这样一个不成比例微小的自己，来这一生，只能接受世界所带来的限制。最多可能期望能有一个好的出身背景、好的父母，追求好的学历、好的工作、好的朋友、好的家庭、好的后代，希望对自己的不完整做点补偿。

你不光在这些物质层面一生不断地追求，得到了，很得意，想跟别人分享。就是没有得到，在谈吐中也不断地流露出失望、后悔、懊恼、羡慕、期待或规划。你这一生，有没有一句话离开过物质？进一步讲，你一生有没有讲过一句话，不是在继续肯定人生的梦？

不是在梦里不断建立、延续这个妄想？你有没有想过，连你所信仰的爱、感情、感受、理想，都从来没有离开过物质或"我"的层面？你甚至认为，连爱、快乐，都要从外界取得，而取得的过程就构成了你我的一生。

修行？什么修行？算了吧。等到不顺，等到没有第二条路可走，再说吧。趁现在还有活力，可以取得，可以累积，能争取一点，就算一点。——这几句话，其实反映了你我的心态。

可惜的是，你当然还认为修行本来就是虚无缥缈，和自己不相关。你自然会想，这一生全部所经过的，几乎都是不愉快的经验。少数可以畅快庆祝的，也全是靠自己争取的。不靠自己的努力，哪里有安全感？谁可以理解自己这一生的痛苦和奋斗？

这些想法所反映的制约，不是你制造出来的，是你一出生就已经注定了。你生在捆绑当中，也从来没有从这个捆绑脱身过。看这世界，自然从这个捆绑的眼光在看一切。从懂事开始，到进入学校、进入社会，通过社会带来的规矩和种种制约，从来没离开过"人"所创出来的"念境"（thought-world）。

活在"念境"，想解脱，想看穿自己的限制，几乎是不可能的。这种洗脑不是这一生才遇到，是人类有文明以来千万年的灌输。不是任何人的错，也不是任何人恶意的限制，本身最多只是反映我们对世界错误的认知。

我们受到五官的扭曲，不光活出一个身体，一场人生，还不断地区隔，不断地分别"我""你""他"，建立一个虚假的独立的存在。再加上语言发达的分别，通过记忆，我们还可以创出个人和集体的故事，而把它称为历史。不断地把虚妄的境界，提高为值得传承下去的记录。

因为我们每一个人五官所体验的范围差不了多少，人有人的，动物有动物的感官，植物有植物的知觉。我们认为这一重复性就足以证明它自己是真实（self-evident truth）。又衍生出一套学问，进一步证明它的存在，并称之为科学。即使这一切在整体中都是不具代表性的虚妄架构，只是五官带来的信息，我们还会用历史和科学来论述什么是真，什么是假，甚至定出什么是可能，什么是不可能的。

这种不符合逻辑的逻辑，也就把你我制约了一辈子。

假如你充分知道你真正的身份离不开造物主（Creator），而且充分知道宇宙就是你造的，那么，你不光是突然有了一个彻底、全面的大转变。还会体会到这一生所面对的烦恼或困境，跟真正的你不相关。最多只是通过过去的制约和业力，不断地在转变形态。不去理它，业力也自然转到别的地方，眼前的危机消失，命也就改了。

有趣的是，你什么都没有做，但你不只是自己转变，还可以带给周边一个不可思议大的转变力量。

谈到转变，谈到周边，其实还只是一种比喻。最后，谁在转变？有什么环境可以影响？这本身还是头脑投射出来的。借用这些说法，其实也只是为了方便在这本书通过文字和你沟通。

练习

这里，我们重复前面的功课，每一天，刚睁眼醒来，就提醒自己：

§ 我知道，我完全理解，我肯定，通过每一个细胞都可以体会到：

一切，一切所看到、听到、闻到、碰触到、体会到的都不存在，都是头脑投射出来的。没有任何一个东西是真实的。

There is nothing that is real.

Nothing is real.

§ 我知道，我完全理解，我肯定，通过每一个细胞都可以体会到：

我从来没有生过，也没有离开过。

我是永恒的。

我是无限的。

我是绝对的。

我就是真实。

真实就是我。

我是——在·觉·乐。

我是神。

我是永恒的。

我是神圣的。

§ 我知道，我完全理解，我肯定，通过每一个细胞都可以体会到：

到处——每一样东西，每一件事，每一个人、"我"，都不存在。

"我""你"是虚的，是头脑化现出来的，也就这么骗了我一生。

一切都是一体。

§ 我知道，我完全理解，我肯定，通过每一个细胞都可以体会到：

我知道我不是这个，我不是那个。

任何东西、经验、所活的，都不是真正的我。

也不值得让我追加任何话或任何念头。

任何批判都还是头脑的作业。

我最多，只能活出一体。

我看别人不对，其实是看自己不对。

我责备别人，也只是责备自己。

我伤害别人，其实也只是在伤害自己。

一切，都是一体。

用自己习惯的语言，不断提醒自己上述四个观念。紧贴着你个人生命的状况来表达这四个观念，越接近，越有效。

让这些话，成为你的口诀或心法。从早到晚，像持咒一样不断地提醒自己。

The mind makes everything real. 我相信在短短的时间内，也许是一天、一星期、一个月，你所认得的现实已经开始移动，带来一个全新的现实。

念头自然会减少，甚至消失。这时候，假如有任何念头起伏，轻轻松松问自己：

对谁，有这些念头？

还有念头的，是谁？

还在质疑自己身份的，是谁？

答案当然又是：我。

那么，我是谁？

你最多只能放过这世界

第 7 章谈到不批判，其实也可以用本章这个标题来表达。

你这一生所有烦恼的来源，其实就是放不过这个世界。不光放不过这个世界，放不过别人，就连自己也放不过。

放不过别人，放不过自己，才自然会有一个修行的观念。

因为我们对别人或自己不满意，才会想要解脱。

这个"解脱"的理想，不是光为了个人得到解答，还认为要为世界、人间做一个解答。通过满满的善意，希望把这个世界变成比较公平、平等、友善，甚至救它一把。我们认为这些就是修行的目的——让自己跳出来，也带着这个世界好转。这种种用心都离不开"动"，离不开追求，离不开转变。也就这样子，一生又可能这么被骗过去了。

我过去才会不断地提醒所见到的修行人。

许多修行的人都是充满了理想，充满了批判，对世界看不顺眼。不光对自己有一个革命的念头，还要对世界带来革命，才对得起良心。不知不觉，也可能越来越不快乐。大多数的修行人，可能要注意、要小心的是——走到最后往往都不快乐，甚至容不下别人。只要听到任何人表达想法，就要发表自己的见解，来强调自己的学问或领悟，表明自己到了什么境界，却没有发现自己所讲和所做的不一致。讲归讲，做归做，两个从来没有结合起来。更严重的是，不断地批判。用这个批判，不光批评别人，甚至虐待或欺负别人。

假如你我属于这种人，一点都不意外，这本身还是反映了人类集体的制约。

因为你我是从一个局限的框架看这整体，无论出发点或最后的结果，最多也是在同一个框架里，受到这框架的限制。解脱，最多也只是一个理念，还是脑海的产物。

你我都没有想过，真正的解脱，没有什么解脱好谈。因为我们人本来就是解脱的。只是不知道自己已经解脱，而还有一个解脱可以追求。更贴切的表达是——连我们人、人间都是一个妄想。想要解脱，想要修行，也就好像一个妄想，接着另一个妄想，以为可以从妄想的世界解脱出来，这本身就是荒谬。

懂了这些，你自然会放过自己，放过别人，甚至放过这个世界，而让一切自然存在。

你会突然理解，样样可以体验、表达的，跟真正的你都不相关。假如你肯定任何的体验，甚至对此做一个反弹，其实还只是跟着这因果在转，把自己落在一个角落，落回这个制约。

充分知道，一切所看到、所理解、所想象的，跟你的真实都不相关。你自然会看着一切来，看着一切走，不把一切当作真实，也更不用再做任何反弹。

遇到事情，你轻松地处理，有人需要帮忙，你自然就去帮忙。但是，同时知道，也没有一个人可以帮忙的。站在一体，这个需要帮忙的人不存在，帮助别人的人也不存在，帮的动作本身也没有"我"的存在。尽管如此，还是继续做下去。最多我们只能用前面提过的"臣服的做"来表达每一个行动。是生命反过来带着这个肉体，来完成它的作业。有趣的是，生命只可能带着我们做友善的事情。

这个人间本身就是一场神圣的游戏（*līlā*）^①，而我们就站在这游戏的平台。过去累积的业力和制约，最多是让它自己展开，让它自己延续下去。不用担心，它自己会消失，或转到别的哪里。一切，跟真正的你都不相关。

这才是解脱。

---

① *Līlā*一般翻译作"游戏"，比较正确的说法应该是神圣的游戏。为什么会说是游戏，也只是表达，我们活在人间就像活在一个幻相（mirage）中，我们顺着这个幻相在游戏，不和任何幻相对立。

练习

任何念头来，你都可以接受。

任何感受，不管多痛、多伤心、多恐惧、多萎缩、多快乐、多么好……你都可以容纳。

任何眼前的好事、坏事、来的人、看到的东西、想到的现象，你都可以包容起来。

都可以吸收，甚至任何坏事都可以吞掉。

你不需要做任何肯定，也不需要做任何反弹。

瞬间，再一个瞬间，下一个瞬间，再下下一个瞬间，一切瞬间所带来的好坏、考验、烦恼、喜事，你都可以臣服，不用做任何批判。

让它们来，让它们走。

你不用做任何反弹。

最多，只是轻轻松松地臣服。

瞬间前，你是臣服。

瞬间中，你是臣服。

瞬间后，你是臣服。

臣服，再接下来，臣服。

再臣服。

你自然让每一个瞬间活出它自己。

活出它的永恒。

你最多也只能回到你自己（be yourself）。

也不用再加一个念头。

就连这个瞬间，你都放过。

让它轻松存在。

不去理它，不去管它，不去要求它。

放过它。

最难过的事，最让你伤心的事，你都可以接受，都可以容纳，都可以包容，都可以臣服。

因为你知道，人间所带来的任何打击或喜事，跟真正的你，都不相关。

它会生，会死，会转变。

真正的你，从来没有生过，也没有死过。

它本身只是光，是爱，是喜乐。

这时候，让自己停留在瞬间里。

念头来，让它来吧。

念头去，也就让它去吧。

不要干涉。

不要去反应，更不用反弹。

最多，也只能轻轻松松地问：

见证这一切的，是谁？

知道念头来、念头去的，是谁？

还知道在接受、包容、接纳、臣服的，是谁？

还有事可以臣服的人，是谁？

答案又当然是：我。

那么，我又是谁？

就让问题本身，成为你的答案。

10
一切都好

OK. 好。都好。一切都好。一切只能好，没有东西不好。样样都好。

每一句话，都只是在表达 —— 一切都是意识（consciousness-only）。

意识外，意识外，什么都没有。

只有意识是真的。

意识，我们也可以称为"空"。它是包括无色无形和有色有形，无限大也无限小。它是自己完成自己（self-sufficient）、自己包含自己（self-contained）、自己证明自己（self-evident）。

懂了这些，你自然体会到——通过这个身体，你不可能开悟。甚至，通过脑，你也不可能开悟。从局限，永远跳不到无限大的整体，也就是意识。最多只能是意识观察到意识自己。

而你，最多就是这个意识。

其实，比较正确的表达是，就连"意识"这两个字，都还是头脑的产物，本身就带来不必要的局限。它本身还含着一个观察的动力，区分出观察者和所观察的对象。也就好像说我们的本质还有必要投射出一个意识，而这意识再产生一切。这种说法其实还是人脑创出来的观念。

我才会把"参"当作最高的法门。一个人就连参到一切都是意识，还是认知所带来的理解。最后，这个理解，通过"参"，都要去把它打碎。

领悟到一切只有意识，已经是很了不起的状态，是只有少数人可以参透的。但是，就连这一点领悟，还离不开制约。没有把这个制约解开、消失，会让一个修行者认为自己真正领悟，又骗了自己，接下来骗了别人。

再讲透明一点，凡是可以领悟到，或是还可以表达出来的任何境界，本身还是一个妄想。

不要小看"我"，它有各式各样的本事，各种方法，想办法让你落回这个世界，也就自然让你在解脱前还有一个开悟的观念。甚至是通过脑让你取得一个空灵的体验，让你还有一个"悟"可谈。

假如真正解脱了，不光"我"会消失，人所理解的这个世界和宇宙，也就同时消失了。这一来，"我"自然会抓住"有"的境界和头脑的产物不放。它本身的生存就靠这一点存续，不可能那么容易放过你我。

真正的领悟，要从这里起步。

我很诚恳地希望你听进或采用这些话。这个年代，找到真正好的老师实在太难，幸好还有大圣人留下的智慧可以作为借鉴。这本书通过我个人的一点体验，用个人的语言做说明，最多是把自己的理解和古人的表达做一个对照，希望为你建立一个基础。即使还没有找到好的老师，也能通过这本书指出正确的方向，一路走到底。

然而，但愿你我都可以找到一位好的老师，毕竟直接与老师的"在"互动、共振还是相当重要的。

回到我们人间，"一切都好"也同时是对生命最大的肯定，是承认宇宙不可能犯错。一生到现在的任何遭遇，包括经过的种种伤痛，留下的种种伤痕，都是刚刚好。一切，也只是一个业力的转变，让你得到学习，让你磨炼，让你成熟。没有它们，你也不可能走上这条路。更不用谈会刚刚好遇到这本书。

一切都刚刚好。

对任何事情、任何灾难、任何打击都带着这个态度，自然会发现它们无形中就消失了。过去想不通、没办法接受的，也自然想通了。任何结，也就自然解开了。

这些话不是为了安慰你，只是表达最真的真相。最多，你只能拿自己做一个实验者，看看这些话正不正确。不用管我说什么，或别人讲什么。只有你自己体会，才真正算数。

一切都好——含着这些意思，也对你做一个提醒——假如一切都是意识，而你也是这个意识，何必让一生在计较、烦恼、窝囊、筹备、计划、追求之中过去？有什么好值得你伤心、过不去、忧郁、悲伤？还有什么东西好追求，想得？又有什么方法可以完成你本来就完成的全部？

你本来就是圆满的一切。

你本来就是神圣的你。

你最多只能回到你自己。

最多只能承担你本来就是的。

这么一来，放过一切，包括世界和你，不是一个形容或口号。你就是不放过，也没有一个东西是真实的。跟你放不放过，其实一点也不相关。

妄想放不过妄想，也不需要放过任何妄想。它本身不存在，有什么好放过的？有什么好原谅？好责备？好解释的？

我才劝你，一切都好。

重复这些话，但愿你立即记得自己真实的身份。不要再让这个世界把你带走，延续这些虚妄的制约。不要在你自己的头上，再加另外一个头。也不要再继续把自己打折扣，把自己当作罪人或受害者。

犯错，到这里为止。

痛心，也到这里为止。

绝望，也就在这里终结。

你是没有生过，也没有死过的意识。你本身就是——在·觉·乐。

你就是不醒过来，醒觉也放不过你。你早晚还是要回到醒觉，回到意识。因为你从来没有离开过它，只是把它忘记了，被自己和别人骗走，而以为人生的现象就是真实。

你来过那么多次人生，重复再重复你的痛苦。你还想来多少次，才可以醒觉过来？

也不用担心，就是这一次醒觉不过来，还有下一次，下下一次，或下下下一次。

就随你吧，随你决定吧。

过去谈到人生最大的目的是醒觉，这句话本身也只是一个大妄想。

人生其实没有什么目的。

目的这两个字还是头脑二元对立的产物。我们人好像还需要一个目的，存在要有一个目的。目的，带来种种的动，种种的寻，种种追求。有了目的，痛苦就来了。

醒觉，跟任何目的没有关系。

是醒觉来唤醒你，跟"你"不相关。

你追求不来的。

成熟了，时间到了，你自然就醒觉过来。

练习

一天当中，面对任何东西、任何人、任何事情，好、坏、愉不愉快、轻不轻松、累不累……提醒自己：

一切都好。

同时含着这个念头——我对这个宇宙充满了信心，我知道它绝对没有什么错好谈的。一切，都是刚刚好。

我有这个身体，这个身心，最多也只是在反映过去种种制约所带来的变化。"我"本身也是业力所组合的念相。没有什么好坏可谈的。

好坏本身也只是业力的产物。

我最多只能承认——一切都刚刚好。

这样子，面对每一个经验，最多只能轻轻松松地提醒自己——

一切都刚刚好。

遇到坏事，可能比较容易提醒。但是，遇到好事，一样要提醒自己——

一切都刚刚好。

做到最后，可能连这句话都讲不出来了。

因为我们已经老早臣服。随着一切，让它们来，让它们走。我已经早就不用做判断，甚至就连"好"都是多余的。

———————————○———————————

这时候，可能还有些念头出现，最多我们也只能"参"——

知道一切都好的，是谁？

还有什么好坏可谈的？好，好到哪里？坏，坏到哪里？

还可以分别好坏的人，又是谁？

当然，答案又只是：是我啊。

那么，我又是谁？

11

失落是你最大的恩典

你遇到这本书，可能以为只是偶然。其实，从一体的角度来看，没有什么是偶然，样样都是安排好的（pre-ordained）。

很多朋友读到这里，尤其本身有科学背景的，会立即反弹，认为这是迷信，觉得像我这样的科学家，怎么会讲这些话。

每次听到这种抗议，我都只能苦笑，因为我所反映的是科学得不能再科学的原理了。我们通常都会忘记——自己所看到的世界、体会的人间，本身就是通过"我"创建出来的。"我"从来没有离开过时—空的限制，自然要对每一件事、每一个东西产生"有一个因"的关系，甚至会把样样的因联系起来，拼凑出一个因果的观念。

"我"所投射的所有境界，包括人生、你的故事、我的故事都是虚妄（念相本来就是虚的）。但是，我们并不认为如此，而认为它是不可能更坚固了，也就这样骗自己骗了一生。

只要承认有"我"，而把自己和"我"创出来的任何现象绑在一起，还会被这样的结合欺骗，自然就还有一个因果好谈。我指的因果是集体的，也就是你、我、大家共同创造出来的集体的因果。当然，也有个人的因果。这些因果同时在作用，通过每一个瞬间，带来一个交会，共构出一个业力的互动。

即使科学的工具，还是离不开五官所捕捉的信息。我前面提到，通过科学，采用五官所建立的信息，也不过是重复和肯定这些虚妄的现象。因为我们可以想象到的任何科学的工具，都不可能离开二元对立，不可能离开我们人间的现实。我们自然也就被这些科学所得到的信息所限制，再成立又一个层面的制约，而不可能从"人"的逻辑框架跳出来。

再进一步探究，我们通过五官所体会到的世界，不要说在整体不成比例，其实，在所有有色有形的现象中，也是渺小得不成比例。我们体会到的只是眼前的一点，从来没有过一个全面的掌控。是这些种种条件和制约同时运作，才可能组合我们人生的体验。

我们想想看，我们和时空的交流，最多只能通过每一个瞬间来互动。而这个瞬间本身就是反映种种业力所组合的条件。也只有很小部分的条件，是我们通过五官可以体会到的。在后面体会不到的变数，则远远超过五官可以理解。

我们对每一个瞬间怎么组合的，也从来没有了解过。人间离不开念相，它就像一个马达或压缩机，转动的扭力是不可思议的大。我们最多只是通过瞬间，瞄到一点这个力量所产生的后果。

我们对瞬间想做一个转变，抗议也好，阻挡也好，是不可能的。它的能量释放太大，就算挡住，也会通过瞬间流到别的地方。同时，我们每一个念头，每一个动作，其实也都是整体流转出来的。

"一切都是安排好的"这句话也只是表达这个理解。

我也提过，我们从来没有离开过念相所带来的捆绑，而念相是种种条件组合的，才会说我们从来没有自由过。最多是局限的头脑以为自由，哪怕这个头脑本身，依然被种种的条件绑住。

甚至，只要我们还没有醒觉过来，这一生所发生的，没有一项不是安排好的。连头往哪个方向转、这一口呼吸是深是浅、走到哪里、站在哪里，任何可以想象的动作，都是早就安排好的。是我们活在一连串制约下，一个因接着一个果，再成为下一个因的必然结果。

只要我们仔细探讨，不可能不是这样子。

我才会不断地提，宇宙不会犯错，也没有什么对错好谈。

你也只能接受这一点。

不接受，事实也只是如此。跟你相不相信，一点关系都没有。

差别只在于，可以接受这个再明白不过的道理，就能当作一个心理疗愈的工具，让你可以面对人生的一切变化和危机。

仔细想，人生本来就是无常，本来就是念相的组合，一定随时都在起伏。看到别人的命好，也不用觉得自己倒霉，不如别人。这其实只是很短时间内的现象，不用担心。毕竟人间样样都是无常的，所谓好坏也是相对的，是通过头脑二元对立所分别出来的。

　　这一生你最羡慕的，也许是富人，也许是有地位、有权力、有名气、有才智、长得漂亮、身材健美、讨人喜欢、有影响力的人，可能前一生、下一世都不是如此，只是我们看不到自己与别人是怎么在生命的流转里好坏轮替的。最好，也许变的最不好。最穷，也有机会变最富。财富、名誉、地位、外表甚至聪明、个性都靠不住，本身还是念相的组合，其实都与真实无关。当然也跟我们认为公不公平，一点关系都没有。

　　生命的安排，在这个时点，对我们是最刚刚好的学习，也不用去多分析或期待。不管多好，不管多坏，都是刚刚好。我们唯一可以决定的就是——心的状态是清醒还是昏迷，是把握这瞬间，还是让这瞬间把我们带走，以为眼前的一切都是真实。其实，表面的好坏都还是人基于制约或业力的判断，跟整体、跟真实一点关系都没有。

只要我们还有一点"我"，业力也跟着存在，我们还是受到这个世界的制约和局限。但是这些表面的变化跟真正的我一点都不相关。我常常听到有人问业力可不可以打断，这种问题本身就是矛盾。因为只要我们落到人间，有一个"我"的观念，业力就在眼前，痛苦、烦恼也就是这样跟着来的。

就算下一生的遭遇不会颠倒，就算没有对称法则来调整，人间所见的这些好好坏坏的现象、转机、危机都还只是念相，也没有什么好去计较，或期待的。

一样的，碰到再大的危机，再大的悲痛，懂了这些，也自然会想通，知道一切都还是安排好的。没有这个痛心，没有失落，你也不会想解脱，可能还继续被绑住。不光这一生，甚至下一生，再下下一生。

也有时候，表面上看，生命真不公平，一个悲惨，接着又来一个悲惨，我们心里会想一个人怎么会那么倒霉。有些人则认为这一生犯了一连串的错，觉得自己罪孽深重得无药可救。也许，正是生命非得要把你从人间带出来不可，让你没有第二个地方可以逃，逼得你只能完全臣服。它就是通过这些失落，逼你面对这个人生的真相，而想从里面跳出来、解脱。

一般人眼中的倒霉或厄运，有时含着很深的恩典。是宇宙来帮你解脱，你挡都挡不住，非逼你解脱不可。怎么抗议、抵抗、干涉、阻碍都没有用，它就是要逼你臣服，甚至解脱。

同样地，有时遇到某些人，表面上在伤害我们、欺负我们，然而，从更高的角度来看，他们也是在扮演来协助的角色，只是他们自己不见得知道。就是这样打击我们，有时候让我们没有选择，而想从人间跳出来，投入灵性的这一条路。

当然，从世间的角度，我们不能把这样的人算作恩人。但是，从更高的层面来说，他们是扮演了一个恩典的角色，来成就我们，也就刚好是我们所需要的。站在这样的层面来看，没有一件事、一个人、一个东西，可以被称为好或坏，这种标签离不开头脑二元对立的制约。甚至，一个人会伤害别人或其他生命，他本身也不能称为是坏，最多只能称为无明或昏迷。这一点，其实是我们每一个人的状态。

最后，从更高的层面来看，其实没有人被欺负，也没有人去害别人。没有受害者，也没有加害者。任何的观念，不光人扮演的角色是一个妄想，连"人"本身也还是一个妄想。都是头脑化现出来，离不开头脑创出的种种制约和限制，让我们随时认为这都是真实的。

肯定这些虚妄的现象是真的，甚至再接着反弹，这本身就让我们进入这个虚的人间，任由业力把我们捆绑起来。反过来，可以接受生命所带来的一切考验，本身已经在提醒自己，这一切都不是真实。

但是，你即使做不到，对环境或别人依然有激烈的反弹，知道了，也没有什么好挫折或需要懊悔、分析、反省的。最多，只是看着自己的反弹，也通过下一个瞬间，让它消失。这么一来，也还是回到一体。

没有什么发生，也没有什么了不起。你也没有因为反弹而失去了一体。一切还是都好。

可惜，听懂这些话的毕竟只是少数。

我们过去因为无明，被骗倒了，陷进头脑虚妄的制约，以为那就是一切。现在，不会再被骗走。面对一切，也就——"随你来吧，随你走吧"。

最多只是承认一切安排得刚刚好，在那个时点上，让我们做一个选择。

其实那个选择是老早已经注定了，只是让我们感觉自己在选，让我们选择了这样的一条路——跳出来。

我才会说，失落越大，越是大的恩典。一个人极端的痛苦，才会想要彻底跳出人间。解脱的机会，也就来了。

可惜的是，也许你可以听进这些话，但是当生命一顺，又回到原本的习气。也就投入这个人生，把自己绑到某一个角落，认为自己是一位老师、家长、企业家、服务员、艺术家、学生、主管……完全投入人间的角色，充满着严肃，而把这里所谈的，也就搁到一旁。也许要等到下一次的失落，比这次更大，甚至远远更大，我们才会再反省一次。

古人才会说，一个人开始反省探讨生命，接下来，遇到任何状况，多好，多甜蜜，多有吸引力，都不要去依附、去执着。能够如此，这种福德是不得了的。

是过去不知多少世累积的基础，才会让人这么成熟，不再让世界带回去。

只可惜，一般人包括你我多半做不到。我才会在一开始就问"你到底有多么想醒觉？"这个只有你我自己能回答的问题。

然而，我还是期待——但愿你我就是属于这少数，已经成熟而可以把握这次的生命。

练习

醒觉，要通过恩典。

恩典，跟任何生命的状况都不相关。醒觉，和任何状况也没有关系。时间到了，一个人自然就醒过来了。急不来，也慢不了。这个时点，不是你我可以决定的。它是靠生命最原始的力量，带着我们走，来决定我们该不该醒觉，时间到了没有。

我们每一个人的成熟度跟练习不相关，跟功夫不相关。任何练习，最多只是帮我们安静，消失一些念头，把限制或阻碍挪开。

但是，到最后，那个刹那，要醒觉过来，跟我们任何作为一点关系也没有。

懂了这些，一个人只可能接受一切。对任何危机，都不用做任何反弹或埋怨。充分知道一切都是完美，都是生命的安排，让我们早晚完成这个旅程。你就是不完成它，它也会完成自己。你就是带来阻碍、期待或焦虑，也没有用。最多是稍微延后一下这个旅程，它本身还是要完成自己。你任何的"做"或"不做"，不光对醒觉没有影响，和眼前的状态也不相关。反而，不去阻碍，样样也顺了。但是，要记得，这个顺，还是表面的。

试试看——

一天下来，对每一件事，我都可以接受。我再也不带来阻碍和抵抗。快乐，我也轻松接受。烦恼，我也接受。小的危机，大的危机，我全部可以接受。也就让样样完成自己。

我对任何东西没有期待，没有要求，也没有抵抗。也就让它们来吧，走吧。

睁开眼睛，我第一个念头也只能是——

上帝（佛陀、生命），谢谢！

感谢你又给我丰富完美的一天。

我对你，没有任何要求。

一切就随你吧，你要怎么安排，都可以。

我对你充满着信心。

知道一切老早都圆满，不可能比现在更圆满。

我完全可以接受生命所带来的一切。

晚上睡觉前，最后一个念头，也是如此——

上帝（佛陀、生命），感谢今天让我活过那么完美的一天。

我对你，没有任何要求，任何期待。

一切就随你吧，你要怎么安排，都可以。

我对你充满着信心。

知道一切老早都圆满，不可能比现在更圆满。

只要这样子臣服，一个人自然就把自己交给生命，让生命带着走。这时候会发现，连念头来，我们也不会再在意。轻轻松松地放过念头。知道任何念头都不存在。也就让它完成自己。

假如还有念头，这时候，还是可以回到"参"——

有谁还可以臣服？

臣服的人，是谁？

是对谁臣服？

谁还有臣服好谈？

没有答案的宁静，本身就是答案。

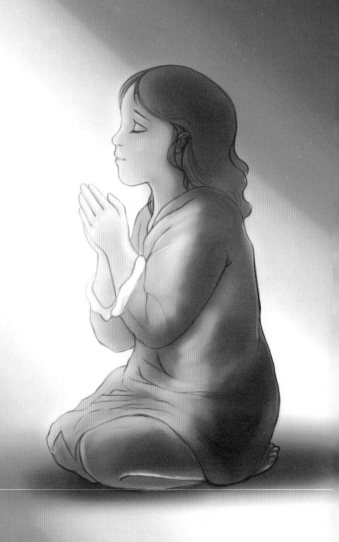

12

不要把自己看得那么严肃

　　谈到严肃，我们生活中常常见到，有些人很严肃、很认真，却往往很不快乐。可惜的是，这样的人，自己通常不知道。

　　也许就是我们自己，在任何场合都不苟言笑，甚至疾言厉色，要求每个人只说有用的话、做有意义的事，觉得这才是应该的。然而，仔细想想，所谓的"有用"是对谁有用？是对谁有意义？是从哪一个层面认为有用、有意义？这完全是受到人类上千万年的制约，把自己陷在一个条条框框里。

　　认为某些话有用，某些事有意义，反映的也不外乎是个人的生存——帮助自己强大，或让自己得到提升、获得优势；最多是帮助别人、帮助社会，强化个人和集体生存的能力。仔细想，有用、无用的分别，本身是一个大妄想，还在认为人生的所有价值观念（一样是制约）是真实的存在。

许多严肃的人，很可能就是我们自己，非但不断地为自己洗脑，还要洗脑别人，时时为别人说明、解释，希望能够影响环境。同样的，要把样样合理化，也是反映同样盲目的制约。所谓的合理，是不是真的合理，从哪个层面可以称为合理，都还有待商榷。但一个人深受自己制约的影响，非但会坚持自己所认为的合理，还会要去说服别人。

也有些人，也可能包括我们自己，一开口就是一条条的原则，有好多学问和道理想跟别人分享。甚至，把别人（也许是老师、前辈）或某本书所讲的，当作非有不可的前提，好像都有绝对的重要性。一旦不符合自己的理解，就非去修正或批评不可。

也有很多人，当然，我们可能就是如此，面对自己的父母、家人、孩子，都希望符合自己的标准。达不到，就失望或埋怨。还有人把期待的范围扩大，扩张到社会、国家、甚至地球。样样都要符合一个游戏规则，而这个规则是自己订出来的。不符合，自然要反弹，要修正，甚至推翻。

说到这里，或许你我都会发现——自己就是这种人。

把自己看得太严肃，太真实，太绝对。

因为你我离不开一个完成或完美的观念，甚至连修行都含着这个观念。

到现在为止，我遇到的所有修行者，都还抱着一个希望——希望更完美，做一个比较好的人，甚至圣人；或是打开生命的全部潜能；或是希望通过修行，把自己的命做一个彻底的转变。这一切，都离不开自己对完美的追求。连"开悟"这两个字（包括醒觉、顿悟、解脱），都离不开这种完美主义。好像通过种种的心理转变，我们可以取得新的境界，完成更完美的自己。

我目前听到修行者的所有提问，包括问什么是开悟，都还是站在二元对立的角度。是站在局限的头脑，想要探讨一个无限大的整体。一切的问题，甚至体会，最多只是反映个人的制约或限制。

你可能想不到，这些追求或提问，全部都离不开我们想做一个"好人"。而这个"好人"的观念，又是落在自己限制的框架里。你更想不到的是，真正的修行，其实是跳出任何"人"可以想到或描述的性质或范围。

你听到这些可能立即就反弹，心想"我这一生来，就是要做一个好人，做一个特别的人。怎么会是把人的一切特质挪开，才可以醒觉过来？假如醒觉了，是不是连人也不要做了？"

其实答案相当简单——对，又不对。

对，超越人生，本身就是解开我们过去建立的全部限制和观念。不让它们再继续制约我们。

不对的是，一个人真正解开人生带来的条件和限制，才活出一个真正的人的境界。

过去的大圣人——耶稣、佛陀、老子、拉玛那·马哈希（Ramana Maharshi）等，才是真正活出人的潜能。而我们最多只能把他们当作指南针，为我们指出方向，让我们学习。

说学习，也不那么正确。因为大圣人活出的"心"

的状态，我们每一个人其实都有。他们的理解和领悟，也是我们每个人本来都有的。

看到他们，我们最多是充满信心，告诉自己：假如有圣人或其他人能做到，没有理由我们会做不到。

这些人也许距我们千百年，或来自不同的文化背景，都可以超越"人"的境界。也就代表，没有什么不可能的。我们只是被千年的文化限制，为自己洗脑，还想延续"人"带来的这个大妄想。然而，别忘了，这个超越"人"的境界（无我、无"人"），才是我们的本质。

我相信你更想不到的是，连"人"，其实都不存在。它本身是头脑的连贯关系（因果）的组合。假如我们去解析，会发现没有一个具体的东西叫作"人"。"人"只是信息的集合体，是一粒籽落在意识海里，通过五官拼装出来，并没有一个真实独立的个体性或本质（substantiality）。

谈到"体"，其实任何"体"，包括身体、身心体、灵体、知识体（body of knowledge），只要我们认为是一个独立存在的体，"参"下去，自然会发现都不存在。任何体，都是因果的组合，最多只是凝固的信息，再加上种种关联而架构起来的。

古人用"妄想""幻相"来描述这种虚妄的组成，我最多只用"相对"和"绝对"的对比来谈。相对的你、相对的我、相对的世界，表面上看来是"有"。但是，这个"有"和绝对的整体相较之下，就算有一个存在好谈，其实也小的不成比例。

我们所可以谈的一切（也就是相对），最多只是建立在绝对的基础上的很小的架构。

要做一个完美的人、完美的"我"，本身反而是继续捆绑我们，让我们解脱不了。

我们最多也只能不要那么严肃，不要满腹学问想和别人分享。一脸都是烦恼，还想把个人的烦恼带给周边。

我们最多也只能放过自己。

练习

清清楚楚知道——

任何眼前所看到的人，所见到的事，所体验到的感受，都知道它是由一体演变出来的相对境界，没有什么代表性。

最多只是看着样样百态，充分知道它不存在。

自己不存在。

这个人不存在。

眼前的东西不存在。

没有一个人、一个东西，真正存在。

假如不存在，你我何必那么严肃。

任何东西，不管自己认为多么宝贵，多么珍惜，或值得跟别人分享，何必拉着脸、皱着眉头，把样样看得那么真实？还有什么东西，可能有绝对的重要性？

这时候，也就只好笑出来，让笑自然表达这些理解。

笑本身，含着另外一个意义，也就是在发一个愿——

我这一生，再也不严肃。

我再也不会让任何东西或任何人，把我带走。

过去，因为自己不清楚，所以被骗走，以为样样现象都是真实。

现在我知道了，再也不会让任何东西、任何人、任何状况骗走。

你会发现，心自然会安定下来，最多顺着这个世界走下去。本来想讲的话，也自然不想讲了。放过一切，放过这个世界，也就自然宁静。

沉默，自然变成你最好的朋友。

这时候，假如还有念头，轻轻地继续"参"——

对谁，有这些念头？

还有什么东西重要，值得我想跟别人分享？

这个人，还有什么东西放不过，认为有绝对的重要？甚至需要跟别人分享？

放不过的人，是谁？

我。

我又是谁？

13

还有世界好救吗？

　　一般人无论修不修行，都自然会将人间的种种状态归纳出好事和坏事，会充满热心，想多做好事，多多行善。不光希望救自己一把，还想救周边，救环境，拯救社会，拯救地球。相信你我都离不开这种心态。

　　无形当中，你我都还可能认为修行的目的是要做个好人，而人间有太多的痛苦需要疗愈，我们可以帮助减轻。

　　菩萨道已经变成一个口号，也就成为我们修行的目的。

　　这种"修菩萨道"的观念，在世间被认为是很伟大的情操。带着这种情怀，也就随时认为我们要活成一个好人，为人类承担一切的罪。通过"好事"承担做人的责任，洗清人类或老天带来的灾难和伤害。

从这种观点出发，也就把人生看成一个问题。说得再贴切一点，是把人生当作一连串大问题再加上小问题。于是，希望通过个人的善意，能为人类弥补多少就算多少。最好是发心救自己，也不忘记去拯救世界。

你我可能都没有想过，修行反而是要解开"人"所带来的任何观念、特质和限制。我们就是被人类的文明制约了上千万年，才会累积那么多规则，甚至好坏的观念。这才是我们的束缚。

我们可以仔细观察——好、坏，是谁在判断？这个有能力判断，又随时在判断好坏的，又是谁？受苦的、痛心的，又是谁？

这样一路参下去，自然会发现一切都是一个大妄想——好坏是一个大妄想。有事好做是一个大妄想。有人好救是一个大妄想。这个世界本身是一个大妄想。

就好像一个虚妄的"人"，非要帮助其他虚妄的"人"，建立一个比较好的、虚妄的世界，完成一个比较好的、虚妄的生命，带给虚妄的"大家"比较好的虚妄结果。

似乎要通过这些作为，想把天堂带回地球。

你也许不知道，地球现在的文明，不是唯一一个存在过的发达文明。你可能也想不到，这个宇宙曾经有数不完的文明，和我们一样，甚至比我们更发达。

文明来过，也走过。一个文明毁灭，下一个文明又接着来了。

量子物理的科学家早就提出类似的设想——就在这个时点，同时存在着同样发达的文明和生命，只是通过我们的五官知觉不到。

那么多文明毁灭过又来过，你就是想救，又能救到什么？

甚至，说到底，谁也救不了谁。不光"救"是一个妄想，连"拯救者"和"被救的人"都是妄想，都是头脑的投射。

我担心这些话会造出种种的误会，而会让你以为做善事没用，那就太可惜了。只要一个人有这个肉体，还认为人间是真实，要在这个人间运作，那么做善事，梵文称为 *karma yoga*（业瑜伽，服务瑜伽），是让一个人积累福德最好的方法。通过"动"再加上善意，让头脑的杂念降低而被善意的振动包容，甚至跟着一起振动，而达到身心的合一。

善的行动，让善事带着自己走，就让意识从头脑落到身体意识的层面，而减少头脑的作用，这是相当值得我们每一个人学习的。我当然肯定这种练习，也只会遗憾做善事的修行没有更普遍。

我这里要谈的是，一般做善事，难免头脑还有一个分别——区分什么是好，什么是坏；或认为做善事是为了得到一个成果。这都还是落在头脑二元对立的逻辑在谈的。

然而，一个人内心平静，和宇宙合一，当然只可能做善事、说善意的话，也只可能充满着爱，而这个爱是大爱。把所有的区别、我—你—他的距离打破，不光是爱别人、一切，还可以爱自己。爱与善意，也就只是延伸"心"的状态。

最后，连"谁"在做这个好事的观念都没有。一个人最多也只是站在一个善意场，让生命最根本的能量（善意与爱）带着自己走这一生。这时候，即使周遭环境有很大的动荡，带来种种的考验和打击，一个人还是不会被动摇。他本身产生的善意场，就是为地球带来的最大的恩典。

只是，业力的世界有一个循环和展开，它运作的扭力比任何人想象的都大。只要含着"我"，我们自然把这个世界当作真实，而让业力通过它的扭力继续运作。

面对这种困境，唯一你可以做的选择是——心思不再和业力绑在一起，不再和业力的扭转纠缠，只是清清楚楚观察眼前的一切，让业力完成它自己的周转。通过每一个瞬间，回到内心。不断地回到内心，一个人就醒觉过来，也从业力的循环跳出来了。

我之前提到，要醒觉，臣服和"参"是最好的做法。我在《不合理的快乐》一书中已经以相当多篇幅介绍臣服这个主题。在这本书中，会把重点放在"参"。然而，"参"自然带来臣服；臣服，也自然走到"参"。这是一体两面。

通过臣服或"参"，我们最多也只能轻轻松松地落在一体，把自己交给生命的整体。这是我们这一生随时可以选择做的。

此外，你大概还需要知道，头脑本身是不可能解脱的。

头脑是局限的产物，所看到的世界全部都是相对，不可能进入绝对。局限的头脑一定要抓一点东西，要有一个一"体"或整"体"好谈。我也只好用"一体意识"的观念来谈。要不然，我们局限的头脑撑不住，会抵抗，甚至激烈地反弹。我们最多只能说，通过头脑，一体可以观察到自己。观察到自己，自然会发现一切（包括头脑）都是虚的。接下来，连"解脱"的观念也都消失。

你可能根本没有想过，一体意识其实是空，什么都没有。然而，"空"或"什么都没有"这种表达本身又化出一个客体，从整体落入一个语言的角落。所以，真要表达，最多只能像《圣经》和古人所说的"I Am.""我是""我在"，至于是什么或在什么，也就不再说了。

我们是这个宇宙的造物主。我们的身份不会低于

神。我们的潜能也是无限大。但是，这个潜能和头脑所想的任何潜能都不一样，和物质、和时空其实一点都不相关。

人间所认定的任何潜能，再了不起，本身还是限制，只是从整体落入一角。我过去才会说——一个人醒觉过来了，不可能想显示神通或人间认为的其他本事。这些对他不光没有什么代表性，还是没有必要的分心。

对一个醒觉的人来说，一切都是完美，没有事好做，哪里还有好事和坏事的观念，更谈不上好事或坏事的对象，或做这些好事或坏事的人。

没有 deed，没有 doing，没有 doer，也没有 be done。

也就是说，没有事，没有做，没有做的人，也没有被做的对象。

他自然让样样来，让样样走，不会去干涉。尊重业力的法则，让它完成自己。他知道只要投入这个虚妄的人间，自然有一股扭力要让过去这些虚妄的制约和条件完成自己，转成别的能量、别的现象。勉强去阻挡它，也只是让它转到别的地方，还是要发作出来。这只是一个普世的法则，谁也没办法违抗。连一个醒觉的人也没办法[①]。

这些话本身含着一个悖论，也就是——尽管这个世界是虚妄，你进入这个依着业力法所组合的世界，无论要不要跟从，这个法就是会这么运作。

我几十年来，从修行者所表达的各种问题，可以听出很少人真正想通这一点，才希望趁这个机会在这里说清楚，分享我个人的一点理解。

回到这个主题，连"没有世界好救，最多只能救自己"的观念，都是不正确。

"人"和"人生"都是头脑的投射，根本没有一个"人"好救。最多只能说——你只是代表每一位众生，通过你这个人所带来的制约，忘记了真正的你其实不是这个肉体，甚至也不是这个身心或任何延伸出来的体。

---

① 我在《神圣的你》一书中也提过随伴业（prarabdha karma）的观念。一个人醒觉，只要活在人间，他在人间的"体"还是过去种种业力的组合，还是要受人间业力的作用。所以，一个人醒觉起来，也会老，也会生病，也会出意外。在别人的眼中，他好像还是会受苦，会痛。然而，从一个醒觉的人的角度来看，这些人间的业力归人间的运作，和他真正的真实一点都不相关。这些话并不是理论，只有一个人醒觉过来，才可以验证。

所以，也没有什么好改变或拯救的。最多只能醒觉，回到一体，自然验证这里所谈的一切。

最后，连"醒觉"的表达都不正确。你本来就是醒觉的，只是不知道，没有亲自体验，让醒觉还只落在头脑理论的层面。

醒觉，是你的本质，一直在等着你。

你醒过来了，连醒觉这两个字也就抛开了。

没有"醒觉"，也没有"人"可以醒过来。

你本来就是圆满，也从来没有不圆满过。

练习

　　一天当中，随时观察自己的念头，包括语言——
是不是在对这世界抗议、批判或判断？是不是还有一
个好与坏的念头？

　　看看周遭，包括新闻、身边的事情，是不是对你
还有负面的影响，带来萎缩、不满？是不是还在期待
好的消息？

　　发现自己怎么都停不下来，总是在判断，也没有
关系。

　　知道自己的反弹。

　　接受这个反弹。

　　不要在反弹之余又责备自己。

　　最多只是知道。

　　接下来，看这个知道可不可以一次一次地提早。

　　甚至还没有判断前，已经知道。

　　这么一来，自然会发现——话会减少，不会再想

闲聊、谈天、谈世界、谈社会、谈家、谈自己，念头
自然跟着少。

不光没有什么东西值得盘算、比较或分享，连一
个判断的念头可能都起不来。

有时候，还会有一个拯救、帮助或帮忙的念头，
轻轻松松再继续参——

还有一个"救""改善"的念头的，是谁？

对谁，有"人"需要救？有好事需要做？

我。

那，我又是谁？

你不用担心这一来不会做好事。其实，走到这一
步，你自然充满善意，随时在做好事。

只是，你已经完全体会到——天堂是在自己内心，
倒不是从外界可以取来的。外在的善事，最多也是反
映内心的状态。

内心平静，外在自然活出平安。

心里没有杂念，自然活出外在的宁静。

心停留在一体，一定会带着我们在这世界做善事。

对自己、对众生、对一切有善意，变成一个自然

而然的本质，也没有什么值得谈的。

有人需要帮忙，你自然帮忙。有人跌倒，你自然把他扶起来。

差别在于，这之中，没有一个"好"事、甚至没有一个"人"可谈。

假如还有一个做好事的人，那就继续参。

这，才是真正的菩萨道。

14

身体为什么不能醒觉？

读到这个标题，你可能觉得矛盾——我过去介绍过种种方法，通过呼吸、观想和其他的静坐方法，让注意力落在身体。同时也解释——意识落在身体，自然从脑二元对立带来的念头挪开。但是，我们要记得，身体还是有一个意识（body consciousness，身体意识），虽然不像头脑有那么丰富的分别，还是离不开二元对立，只是分别的作用比较单纯。

此外，身体也离不开"我"的观念。身体的形相是建立"我"重要的一环，一样受到限制，也是念相的组合。

身体本身也是局限或相对的反映。

从局限和相对，绝对跳不到无限和绝对。我才会说，不光身体没办法开悟，连脑，也没办法开悟。再讲透彻一点，通过任何身心的练习或工夫，其实都不可能解脱。因为解脱，和身心的任何动或动态一点关系都没有。

这个无限大的一体——一切的本质，最多是通过我们的脑再加上肉体，把无限大的意识，落在一个局限的小部位。通过这个小部位（肉体），它忘掉了自己。只要我们把自己的身份挪开，不再把自己等同于肉体或身心，一体也自然就翻转过来，自己浮出来。

一体浮出来，我们突然也就超越了身心。

身心所创造出来的世界，也自然消失。一切最多只是回到原来的平静。没有损失，没有被折扣，也没办法追加什么。

我们最多只能说——是醒觉，来醒觉自己。没有什么脑和身体可以醒觉的。只要头脑可以想出一个和醒觉相关的观念，依旧是头脑的产物。本身还是落在制约。一样是限制。一样是束缚。

只是因为你我想不通这一点，所以才有一个醒觉好谈。

想通了，你最多也只能讲——"I am awake. 我是醒的。我从来没有不醒。醒觉，是我的本质。是唯一的真实。"

假如你读到这里，一点都不惊讶，我真正恭喜你——你已经进入了真实生命的旅程，而且没有回头路好谈。

你同时也知道，古人和这里所谈的生命的本质，其实是最轻松、最不费力、最根本、最简单的状态。我过去称它 the least of all things，是小到不能再小，简单到不能再简单，甚至比一口呼吸还简单。即使你一切都消失了——念头、动力……一切的"做"都消失了，全部的一切都消失了。

剩下来的，其实也只是它。

这个本质，在任何念头之前、甚至在任何"动"和任何"不动"之前就存在。

跟你睡着还是清醒都不相关。

从来没有离开过你。

我会强调这些，多少还在担心——你也许认为"参"非但有个东西好参，甚至要费力去参。其实，刚刚好相反。正确的"参"，最多只是轻轻松松地提醒自己，这个本质轻松地就在眼前。连找都不用找（其实，也找不到）。

它是人生最轻松、最简单的状态，只是我们每一个人都忽略了。

我们都在这上面建立数不完的追求，加上烦恼。不晓得走了多少冤枉路，把这个最轻松的状态，变成做不到的复杂任务。

我们透过这个身心，再怎么追求也不可能追到。反而是把身心挪开，消除头脑的污染，它自然现前。

其实，假如还有一点身体的意识存在，我们也解脱不了。这表面看来是很简单的道理，但我们都过不了这一关。我们从生出来，就是靠滋润、供养、爱护这个身体长大的。所以，要超越这个身体，是太难了。只有把"我"的来源彻底根除，才有可能。而根除的方法，是完全把脑落回心。

再讲透彻一点，也就是把有限的身心轻轻松松落入无限的一体，让它融化在一体。身心自然就成为整体的工具。需要用就用，不用，就把它挪开。

再说得直白一点，假如在这里、现在不是醒着，以后不管费多少力，也不可能醒过来的。要记得的是，醒觉不靠时间，也不靠努力。它本身就是我们主要的性质。

连一个醒觉的动作都是多余。它是我们本来就有的。

不费力，不靠"做"，你也就轻轻松松醒来吧。

练习

一切，可以想到、可以做到的一切，跟你我的真实都不相关。

知道了，你我也只好轻轻松松地找到一个最舒服的姿势，也许坐着，也许躺着。

把自己当作一具尸体。

念头来，就让它来吧。

走，也就让它走掉吧。

你知道，一具尸体不可能会计较，也没有什么好计较。

假如一个人已经走掉了，哪里有什么可以计较？一点计较的念头，都不可能起来。因为这个世界跟"我"老早已经不相关。

我最多就像一具尸体，在这里休息。

让这个世界轻松地吹过去，像风一样过去。

我连放过这个世界，都不需要。

这世界也老早就放过了我。

我最多只是具尸体。

没有任何东西想分享，或值得让我注意。

一具尸体，哪里会想？哪里会注意？

我一层一层地让世界来沉淀我。

让我每一个细胞都体会到，什么是——死亡。

彻底死亡。

全部死亡。

一点一滴，都没有什么舍不得丢掉。

一生，也就到这里。

在这个死亡当中，你会发现——你还可以做见证。

可以知道自己死亡。

也可以知道一切跟你不相关。

还可以知道你一层层地沉淀下来，越来越松，越来越重，一步步体会到你已经与座位或床分不开了。

晓得你和外围已经包容起来，瓦解到一体。

这时候，你还是微细地知道，而这个知道本身是轻松，是自由，是欢喜。

它本身就是最轻松、最不费力、最根本、最简单的状态。小到不能再小，简单到不能再简单。也就是 the least of all things。

这就是我们的本质。

停留在这个状态，有了念头，提醒自己——

一具尸体，还会有念头吗？

还可以观察吗？

这个观察者，又是谁呢？

15

连 *turiya* 都是幻觉

走到这里，你会发现任何语言都是限制。只要我们可以想象的，都不是真实，沾不到一点绝对的边。最多是一个相对的比较，也最多只能带来相对的重要性。

包括我们过去所谈的一切，无论是一体、意识、*turiya*（第四意识、醒觉），都还是我们局限头脑的产物，不足以代表整体。

前几本书所提到的 *turiya*，也就是除了醒着、做梦、深睡这三种意识状态之外，还有一个醒觉的境界、一个醒觉的意识状态。

一个人醒觉，自然会发现醒觉的意识状态随时都在。甚至连睡着了，都不会离开。

我相信，你会读到这里，也是对 *turiya* 感兴趣，希望通过这些书或其他经典找到它。

然而，*turiya* 是永远找不到的。它本身还是一个妄想，最多是我们用语言作一个比较，和前面三个意识状态区隔。但是，只要仔细观察，自然就会发现——*turiya* 和前三个意识并没有一个距离，它含在每一个意识状态里。

前三个意识状态是头脑建立出来的相对状态，本身是无常，是在制约下创出来的。然而，*turiya* 是无限大、无色无形的本质，是绝对的观念。在每一个意识状态中，它当然都存在。

你找不来，因为它本来就在。

你没办法消除它，也没办法增添它。

最多只能轻轻松松地滑落到它，落回你本来就有的一个层面。

没有这一理解，我们可能要花上一辈子，甚至好几世，来寻找一个虚妄的目标，却永远找不到。懂了这些，但愿你觉得负担突然减轻，也发现——这一生没有什么任务值得谈的。

包括修行。

更不用讲开悟。

最多只是从一个人生的梦醒过来。

有趣的是，我们每一天从睡眠醒过来，都知道晚上的梦是不存在的，但是，竟然看不穿我们人生的梦。毕竟，它比我们每一天晚上的梦更长，而且更凝固。

所以，才有"参"好谈。通过"参"，才可以把任何梦都刺穿，从人生的梦醒过来。

既然 *turiya* 是我们随时都有的，因此你最多只能轻轻松松地让它浮出来。所以我过去才会借用一些比喻，说 *turiya* 是小到不能再小，简单到不能再简单（the least of all things），甚至还说它什么都不是（no-thing）。

也因为这样子，一个人或许一生、甚至生生世世都在追求醒觉，但醒过来的时候，反而会大哭或大笑一场。

因为什么都没有找到。

它本来就有，反而因为"要费力去取得一个具体东西"的观念，也就耽误了。不过，讲耽误也不正确。毕竟连耽误的人、被耽误的时间也不存在。

然而，一个人醒觉过来，突然发现这一切其实跟过去的努力、练习、工夫都不相关，最多只能用哭笑来表达——自己突然从无明中醒过来，突然理解了。

醒觉了，最多也就像前面所讲的："我是醒的"。

醒过来，就像佛陀当时的经过一样，你没办法描述一个过程。

从不醒到醒，中间没有一个程序好谈。

最多，你只能跟佛陀当时一样说："我是佛——我是醒的。"连醒"过来"，都讲不出来，因为你本来就是醒的。

你没有醒之前，还是醒的。

最多，只是让这个醒穿透你的身心，让你看穿一切过去的制约。

知道你也不是身，也不是心。

你是一体，你是整体。

你就是宇宙，宇宙就是你。

但是，一谈下去，自然会发现，这些话本身一样带来限制。

一个人醒觉，要用一句话来描述他自己的状态，都讲不出来。

他的意识到处都在（omnipresent）。但是，"到处"或哪一处，对他都不重要了。

他知道，只要把这个注意摆到一个角落，把自己投入在一个小点，就又落回人间，又进入了业力的循环流转。

最多只能让眼前的一切自己演出，自己展开，让它们完成自己的周转。但是这一切，跟真实的自己都不相关。

有时候一兴奋，或是不小心又把自己投入这个世界，落到一个角落或一具身体。又从一体化出一个具体，从无色无形落入人间。一不注意，又落回因果的转动。只是，接下来，回神了，笑一下，又跳出来了。也没有产生任何矛盾，不用再做任何认同或反弹。

懂了，一个人自由地来，自由地去。同时也把表面上的种种矛盾都消除。

这么一来，一个人醒觉过来，同时活在这个人间，活出在·觉·乐，又不被任何东西困住。

虽然用了这么多篇幅来表达，也许你听到这些话，还是觉得很玄，认为不可能。这时候就可以"参"——

认为这一切不可能的，是谁？

连我们在参的"我"，无论用什么角度，是局限的"我"，还是整体的我，到最后得到的答案都一样——什么都没有，一切都是空的。"我"也没有。我也没有。什么都没有。

参下去会发现，"我"是头脑的产物。我也是头脑的产物。全部一切一切都是头脑的产物。我们可以设想到的，没有一个是真实的。

这么一懂，"参"也不需要了，追求也不需要了，练习也不需要，修行也不需要，什么都不需要。你清清楚楚知道——真正的自己哪里都在，也哪里都不在。可以来，也可以走。一个人就轻轻松松解脱了。

解脱，也只是充分知道——样样都不是。

接下来，你会发现，样样都不用相信。我常对国外的朋友说 "Don't believe in anything. Just be true to yourself. Be yourself." 也就是说，过去的人所带来的全部知识，包括这几本书所写的，你都不用相信。答案其实在你自己心里。

拿自己做验证，是最可靠、最好的方法。

"参"下去，你也只是证明或推翻我或古人所讲的一切。这个答案，只有你自己可以得到。也只有对你自己，它才有作用，才可能带来不可思议的快乐和平静。

或许，你还可能有各式各样的问题想问。但是，我敢保证，所有想到的问题，都是从局限制约的头脑想出来的，跟这本书所谈的一体或整体不相关。无论我们自认多么聪明，分析能力多么强，最多也只是在局限打转，而延伸这一生的痛心。对于从人生解脱，一点作用也没有。

但是，也不用担心竟然这么浪费了宝贵的时间。毕竟时空的观念，本身的作用也只是把我们困在局限里，把幻觉当作真实。"浪费"了多少时间，也不值得计较或觉得可惜。

我们也许光听这些话，会以为什么都不用做。不需要修行，也不用练习。假如这么想，是严重的错。通过头脑认为的不做，最多只能回到头脑的境界，又继续把头脑当作主人。

我们还是需要往前走，不断地把头脑的念相挪开，把身心净化，让一体浮出来。

也因为肯定虚妄，还是要继续参，继续臣服，才可以把念头踩个刹车。只有这样子，头脑才能作为我们最好的朋友，最好的工具。通过它，可以把意识集中，集中之后，让我们有机会找到念头的根源。

我进一步敢这么说，即使你瞄到一点真实，有过空灵的经验，或不可思议的大欢喜、大喜乐，甚至认为整个人间都爆开，"我"和人间同时消失，或佛陀、耶稣来到眼前，为你灌顶，和你讲话，看到光，听到最美的天音，见到天人或天使，有种种绝妙的领悟、神通或特殊的能力，你反而更需要去"参"，甚至是参到底。

因为任何体验，可以用话表达出来的，还是头脑的产物。也只有这样子——参到底，你才可以彻底跟人生整合，把一体落到生活当中。

其实，从《神圣的你》到这本书，我都在强调整合。最多是希望帮助你将内在与外在做一个完整的结合。这一点，希望你不要忽略。

练习

　　这时候，回到前几章的一个练习，也就是表达，要懂得绝对的真实，首先要抛开什么不是真实。到了这里，你再重复这个练习，绝对和第一次做，效果完全不同。因为你已经通过观察和练习，提高了熟悉度。

　　看到眼前的任何东西，重复——

　　这个不是真实。那个不是真实。

　　看到人——

　　这个不是真实。

　　看到任何东西，都知道不是真实。

　　从早到晚，面对所有好坏、大小、不动、动、死物、活物，都不断地提醒自己——

　　这都不是。

　　也不是真正的我。

　　也不是真实。

　　连夜里起来，有梦，第一个念头也是——

这不是真实。

这时候，再重复三个原则——

一切都不真实，都是脑的投射。

我是永恒，我是神圣的。

只有一体。"我""你"都不存在。一切，都没有"我"。

这样子，念头会大幅度地降下来。甚至，一个人自然停留在长时间的空当，没有任何杂念。偶尔还是会有念头起伏。这时候，再参——

生出这个念头的，是谁？

16

我们怎么知道自己有进步

我们读到这里，也许会想问："谈了、练习了这么多，怎么知道自己有点进步？还有点希望？"这大概是我最常听到的问题，也反映了我们人本身还是抱着一个追求的希望，这其实是合理的反应。

要知道自己有没有进步，有几条原则可以采用：

第一，一个人自然平安，自然平静，念头自然变少。

第二，这种平静，自然变成一种不合理的快乐。一个人随时都快乐，但自己也不知道为什么。我们也许遇到某些别人认为不理想、甚至负面的状况或消息，但还是一样快乐。没有理由，只是随时快乐。

第三，我们自然会发现，生命唯一靠得住、唯一的常态就是——变化、无常。通过每一个瞬间的变化，自然发现一个共同点——有一个东西不动。注意力自然从眼前所体验的人事物，轻松落到后面——那一个不动的点。

因为充满信心，知道宇宙不可能犯错。所以，对任何事也没有什么判断或期待。无论发生什么事情，在别人的眼里多严重，也自然可以接受。再大的危机，也没有任何恐惧，完全对生命有信任，让生命带着我们走。内心随时平静，再也不计较好坏，心里知道也就是如此而已。环境无论如何变化，都没有那么大的影响，自然跟我们不相关。

第四，意识不断在扩大，随时与环境和周边合一（omnipresence）。好像随时都在，又随时都不在。随时知道，又随时都不知道。

有些人甚至体会到上帝在内心。除了和周遭好像分不开，同时，时间的作用也似乎停顿下来。有时候，一个人可以很长一段时间停留在无思无想的状态。对他来说，几个小时，也就像一眨眼。这个瞬间、接着下一个瞬间、再下一个瞬间，都是一样的。没有念头，还是在处理事，还是在面对这个世界，只是觉得时间的流动也轻盈了起来。仿佛时空坚实的表相，也可以看穿[①]。

这时，也可能出现许多不可思议的意识现象，像是仿佛听到美妙的声音，或灿亮亮的光明。甚至是最大的喜乐，从一个瞬间，流入下一个瞬间，再流进下下一个瞬间，成为一连串的喜乐，也就是大喜乐、大欢喜。这欢喜不是理论的产物，也和人间任何条件、任何状况都不相关，要亲自体会才可以完全明白。我们最多只能用"在"的观念来称呼它，也就是生命的存在本身。

然而，全部这些现象的转变，都还只是一种经过。从整体来谈，还是离不开主体和客体对立的妄想。早晚连这些现象的变化，我们都要放过。

第五，意识的扩张自然延伸到身心。在这种状态

---

① 从另一个层面来谈，一个人"在"，确实频率更高，或说支持生命的螺旋场转速更快。这个生命的螺旋场虽然和时—空有所交会，但并不是在时—空内旋转，而是像从内在生命到外在世界的一个通道。从物理上来说，生命的波动越快，如接近光速，自然空间的距离会压缩，而在时间上把瞬间拉长，甚至变成永恒。速度越快，意识也就无所不在。这样的人最多从外表看来是很安静、很轻松、很实在。然而，从另一个层面来说，他的生命场其实是很快速地旋转，也带来特别大的"在"的场。即使什么都不做，也会影响到周边的人。

下，会突然发现呼吸拉长了，生命的气息仿佛从头顶贯入，而从脚底流出，可以说是天地合一。

吸气，是无限大。吐气，也是无限长。

这一来，甚至会发现——平常再简单不过的呼吸，本身也带来制约。只是，这一制约是可以打破的。

呼吸本身和头脑的运作分离。就连呼吸，我们也得到欢喜，得到解脱。身心也就得到一个全新的整顿，大的调整。呼吸成为一个人完全开放、没有局限、没有顾虑的表达。人生也就从无比的复杂，简化成再单纯不过的——一吸一呼。

第六，我们自然欢迎沉默，而期待独处。

过去，会想和别人接触，通过热闹或生活的变化得到喜乐。现在，你我突然发现兴趣变了，开始欣赏安静。话和念头自然减少，宁静随时从脑海浮出来。

同时，对于外在的刺激，无论饮食、生活习惯还是社交、娱乐，也突然不那么想接触。遇到节日，也不觉得和平日有什么区隔。本来独处时，会觉得寂寞无聊，现在反而不在意，甚至欢迎独处，欢迎沉默，在沉默中看到美。一般人要通过五官捕捉种种的"动"，通过声音、闲谈带来种种刺激。人在这种时候则刚好相反，是在沉默中听到最美的音乐，而这最美的音乐是没有声音的声音。不可能拿这种寂静，和任何东西交换，因为知道沉默是一个通往内心的门户。

此外，也只有通过独处，才可以随时练习梵文所说的 *sādhana*——反省、修行、向内观察自己的心理状态，是随时可以"参"的最好机会。

有趣的是，虽然话自然减少，但你我也发现，表达的深度与力道自然比以前远远更大。同时，沉默变成表达中很重要的一部分，它本身带来加持的力量。

第七，我们自然不断地在探讨"我"的来源，而这种探讨是不费力，不是去计划，是自然而然的。无论睡觉、清醒，心思都集中在这个问题上。

对每一个动作、每一个念头，都看到"我"是一切体验的来源，自然随时跟追——"我"，是从哪里起步的？

第八，面对外在的世界，无论多正统、多神圣的观念，我们都不断会生出问号——这些怎么来的？

"我"是怎么来的？宇宙怎么来的？太阳、月亮、星星怎么来的？神的观念是怎么来的？神圣的观念又是怎么来的？

看到样样，自然产生一个问号——是吗？确定吗？是真实吗？

就好像你我突然可以站在一个见证者的高度，站在一个第三者的角度在观察眼前发生的一切。又和一切有一个缓冲的空间，样样看得更透彻，更明白。也自然给自己一个空当，还可以允许自己问——是吗？是真的吗？不会立即激烈地反弹，也不会那么容易把注意力落入某一个角落，把自己等同于眼前的形相。

接下来，还自然会产生这样的问题——这个见证的人，又是谁？

第九，我们的朋友圈，也自然不断在调整，成为彼此提醒真实的助缘。

你我自然会想独处，或与志趣相同的人接触，会选择来往的对象。也可能会想调整工作环境，安排一个空当可以练习，甚至工作环境自然也会自己调整来帮助我们。

一个人诚恳，生命也自然来安排调度，和生命之旅同步。

这些周遭的安排不光省去心思的耗损，也同时扩大我们"在"所带来的生命场，加强共振。

这就是佛陀当时所讲的 sangha（僧伽）、耶稣所说的 congregation（会所）、后来中国禅宗的"丛林"，或现代人所说的 master mind 或 community，也就是表达一个神圣的群体。过去指的是宗教性的团体，但是现代人可以把这个观念扩大，带到生活中。

我因为从小受到天主教的影响，以前也常用 communion，这个词原本是天主教的"领圣体"，通过仪式，象征个人的真实与耶稣的真实合一，是一种神圣的共融、交流、相通、相契，也是一种臣服。用现代生活的角度来看，也就是类似心境的朋友可以彼此提醒真实。这是意识转变阶段相当重要的助力。频率或波动相近的人在一起，生命场也自然共振出更大的谐波，达到和谐。

第十，我们自然会想找相关的经典、一位好的老师分享他个人的体验，帮助确认或修正自己的理解。

可以说是通过一种神圣的共修或神圣的传承，跟老师接触，听到领悟者的话。这种神圣的共修，梵文称为 satsang。sat 是真实，也就是存在或"在"，sang 指的是相伴。所以，satsang 也就是和真正的自己（Self）、神圣、一体或整体在一起。

意思是说，一位好的老师，和我们的一体从来没有分开过。你我听一位好的老师在讲课，其实就和听自己在讲课是一样的，也可以说是一体在和我们讲课。我们自然会用"心"，而不是"脑"在听。

站在科学的角度，生命场离不开能量，而声音跟肉体的能量波动比较接近。所以，口述的转达，在人间还是最有效。声音再加上意识，可以穿透我们的心，带动意识的转变。它的效率比其他转达方式都更有效。

有意思的是，通过心，我们自然能肯定或确认所讲的是真实，或是虚妄。*satsang* 不是理论层面的解释，也不是重复经典的文字。最多只是反映老师个人的经验，通过他个人的领悟做出诠释，但是又绝对离不开大圣人所留下来的话[1]。可以说，是通过老师的"在"，我们与真实相遇。这种神圣的共修，也可以说是"神圣的会晤"。

也许，我们还会想进一步再问：一个人怎么知道自己已经进入醒觉的过程？我在国外常常听到这些问题，离不开西方偏重有所得、有成就的观念。

答案其实也很简单。

这本书前面提过许多观念，一般人在局限的脑和种种制约的限制下，会觉得不理性，或不可思议。然而，这些观念，对一个在醒觉过程的人来说，本身就成为他个人的理解、他的领悟、甚至就是他的现实。

因为这些观念太重要，我在这里重新汇总一次，方便随时参考，作为提醒与肯定：

---

[1] 假如一位老师声称自己创出一个全新的法，反而要小心。毕竟，站在一体，没有什么"新"的好分享或告解的。

第一，一切，一切都是头脑投射的，没有什么是真实。

第二，我本来就是永恒、是神圣的。没有生出过，也从未远离。我在每一个角落，又同时不在任何角落。我样样都知道，但是，知道什么？一句话都说不出来。说得出来的，都是语言的局限。没有一个东西有实质的存在。没有开始，也没有结束。

第三，一切都是一体。除了一体，没有第二个体。一体到底。没有因，更不用谈有果。没有因，当然也没有"我"。没有一件事情需要有理由。我自然可以接受一切。

第四，绝对的真实就在我眼前。最多我也只能把相对无常的现实挪开，真实自然就浮出来。我最多也只是知道，任何现象都不是。

第五，我完全知道、完全体会到——任何真理都不存在，任何东西都没有"我"，也就自然只能放过世界，放过自己，放过别人，让一切存在。全部的念头来、走，我都可以放过。也就自然发现，我和这个世界不相关。眼前的每一件事，我都可以放过。也就自然宁静。

你大概已经猜到，正是这些话那么重要，才在这么小的一本书重复几次，作为一个提醒，让我们回到醒觉相关的理解。说不定有一天，我们也会再和别人分享。甚至没有想分享，只是笑一笑，也只是记得——没有什么叫分享。没有分享的对象，更不用说没有分享的"人"。就连有分享的动机，本身还是一个大妄想。

———————————◇———————————

你可能已经注意到，这本书从第 3 章开始，到前一章，练习的结构都有两个层面：首先站在一体看着世界，看着人生；接下来，采用"参"——"我是谁？"的练习。即使我不谈，或许你也已经发现了一个最大的秘密——"参"=记得一体。

这种安排并不是一时兴起，而是表达我个人对"参"的体会。我在《不合理的快乐》一书中也谈过，无论是英文 self-inquiry 或译文"参"都还带着一个动力，好像还有一种追求，而并不是 *ātma-vichāra* 妥当的翻译。

我过去常常用 remembered wellness 或 remembered Oneness 来表达记得圆满、记得一体。其实这才是 *ātma-vichāra* 更贴切的表达——一切本来如此，没有什么可以追加，也没有什么可以减少。最多是通过"参"，我们把一体找回来、想起来。我才会用"记得一体"来表达这个方法其实是最不费力的，甚至不是"功课"或"练习"，最多只是一个提醒——提醒我们回家。

换个角度来谈，一个人随时都在"参"，从早到晚，甚至连睡着了都还在"参"，一天二十四小时都在"参"，会突然发现——不是"我"在"参"，而是"参"来"参"我。

这么一来，"参"自然就变成生命最大的恩典。对这个人，"参""不参"已经不重要了，甚至进步、不进步也根本不重要了，不在意有没有进步，也不在意是不是退步。他已经投入全部生命的轨道。就像一条河，早晚会流向一体意识的大海。

他同时在臣服，也同时在"参"。只是顺着这条河，顺着生命的力量，自然就回到家，没有回头路。一个人走到这里，已经把自己完全交出来，也已经没有什么路好谈的。最多是顺着走，走到哪里，也无所谓。没有一个念头好谈。没有主体和客体（对象）的分别，甚至没有什么好"参"。毕竟我们本来就是一体，本来就是轻轻松松的存在，连"参"都是多余，还要去"参"什么？还有什么好"参"的？

最多是站在一体，通过"参"轻轻松松做一个提醒和肯定。"参"也不可能给我们带来任何答案。只是通过"参"，我们可以记得一体，回到一体，回到心。也就这样子，把人生的任何矛盾都消失了。

最根本、从来没有消失、也没有生过的生命本质，是我们每个人都有的。我们要它，它就在眼前。没有它，就没有生命。没有整体、绝对，不可能有相对。只是我们通过头脑的运作带来各式各样的噪声，反而让我们体会不到。

走到这里，一个人早晚一定会醒过来。然而，站在整体来看，连"早晚"这个说法都不是完全正确。因为他知道——醒觉和时间长短、先后无关。醒觉就是他的本质。而他，从来没有不醒觉过。没有"没有醒觉"。只是他过去昏迷，忘记了。现在，知道真实，自然也就一路走到底，再也不让任何事情带走。

从整体来看，本来也没有什么进步、不进步好谈。"进步"与否，并不是正确的表达。一体意识从来没有离开过我们。没有什么可以更接近生命的本质，也没有什么可以更远离。

所以，要谈进步，最多也只是希望为你我带来一点鼓励。

即使说了这么多，我们也可能还记得前面提过，对已经准备好的人而言，"参"是最好的心理疗愈。然而，可能还会担心方向正不正确，或方法是不是有效。

这时候，其实不用把心神耗费在判断你个人或别人对这个方法的评价，甚至不用管它有没有什么根据，大可直接观察自己——这么练习下去，对你我个人的问题、生命的难题有没有帮助？是不是过得比较快乐？而这快乐是不是和任何物质的转变不相关？是不是随时在身边，在眼前？

只要彻底做下去，我们会发现样样看得比较淡，人生再也不是一个问题，而自己会越来越快乐。

练习

    把这一章后半部分谈到的五个提醒与肯定，重复再重复。

    从一早睁开眼睛，到晚上入睡，不断地重复。让这些提醒与肯定变成你最亲密的朋友，就像咒语，随时从心里浮出来。

    接下来，我们会发现效果是不可思议的。

17

还有吗？

　　这本书所谈的一切，最多只是作为参考，或一个提醒。在这一生的旅程中，作为随身的指引。

　　假如我们光是用头脑去读，认为已经懂了，而不去参，不去反省，不去练习，那就太可惜了。头脑层面的理解，和全身心的体会，是两个完全不同的层面。只有把这本书所写的，通过你的感受，再加上全部身心的体验，落在生活中，变成自己生命的主题，这些话才会起作用。

　　这一来，我们也突然和古代所有的大圣人联结起来了。我们会发现自己读得懂所有的经典，不再是用二元对立的头脑去分析不重要的细节，也不会把累积知识或其他物质的变化当作人生的目标。

我们这一生来，落到这个世界，当然离不开念境，也更离不开业力。所以，重点不是跟他们、跟自己或跟其他人计较或作对，而是不要再把自己和人间所见的好坏绑在一起，不要对样样都认真地立即反弹。

我们不再反弹，身心组合的业力自然会转变，释放它自己本来就存在的能量。我们不去干涉，也就自然让它完成它的作业。我们活在这个肉体，本身就是业力组合的，最多也只能承认这个违反不了的原理。去抵抗，业力也还是要完成自己。你我最多只能跨越它，不肯定它的存在。就让它像云，通过我们，穿过我们，让它自己消失。

倘若我们以为醒过来了，就不会老化，不会生病，不会受到灾难，这本身就是不可能的错觉。只会带给自己不必要的期待，延伸出不必要的矛盾。

千万不要忘了，你我来到这个人间，本身就是业力的作用。而"你"就是种种业力的组合。虽然如此，从另外一个角度来看，那么多业力的条件可以组合"你""我"，它本身就是再神奇不过了。是多少条件的过滤，刚好在这次为我们准备做一个彻底的反省，让我们活出醒觉。

其实，一个人解脱了，活在这个人间，还是要面对业力。最多只是把业力看透，彻底理解它或身心和真正的你一点都不相关。但是，只要忘记真正的自己，又把"我"和世界认为是真的，我们也自然受到业力的影响。

我们最多把人间当作一个神圣的游戏，顺着它，欣赏它，把每一个瞬间当作最后一个瞬间。同时，活在这个人间，不用那么认真、严肃，没有任何东西能够有绝对的重要性。再好、再不好，样样都不是绝对的重要。没有一个东西、没有一个人、一件事可以伤害真正的你，或让真实消失。唯一要担心的是，它们会不会把我们带走，让我们的注意力陷进某一个角落，爬不出来。

包括这本书一开始谈到的灵性中心，其实"中心"这个说法还只是一种方便说明的比喻，本来没有什么中心好谈的。中心这个词，本身还是一种分别，还是造出一个局限和角落。毕竟要有"我"，才有一个中心可谈。一个人到处都在，或到处都不在。他不落到一个角落，不落到一个肉体的中心，也不落到一个灵性的中心。也只是知道，连这个所谓的"中心"，也是"空"，什么都没有。

清楚了，随时站在一体，我们也突然理解什么是全在、全知，而再也不会被任何现象绑住，但是又同时跟一切——一只鸟、一颗石头、一个宇宙、一个太阳、一个人、一件事——分不开。

你，是一切。一切是——你。

一个人走到最后，自然会发现意识哪里也去不了，因为从来没有来过。知道哪里也去不了，也没有什么好一世又一世地回来。没有哪一生值得来，值得投射。生死的轮回，也就跟我们不再相关。人间就像不断运作的涡轮，本来在不断地动，突然，我们通过瞬间，发现它停了下来。最后，只剩下沉默。

也就是空。

懂了这一点，就带来一个大的平静，知道一生所看到、所体验的，其实跟他自己都不相关，也没有什么好值得分享，有什么课好教。

什么都没有，一切是一个大妄想，一切也只是空。

回到这个人间，样样的事，我们都可以处理，也可以不处理。其实，你我已经充分知道，没有一件事跟真实的自己相关。要处理也就处理，或者换一个角度来说，可以处理就处理，不能处理也就如此。生命再也不是一个问题。我们也没有什么问题好窝囊，更没有什么问题想解答。

接下来，最多只有平静，再接着平静。平静，平静，再平静。

有趣的是，虽然样样都跟你我不相关，但是我们轻轻松松而不费力地，突然发现自己可以采用全面的知识，而这种知识和人间的知识一点都没有关系，最多只能称它是智慧。对你我，连这种区隔都不重要。被问到了，我们最多回答"我不知道，你知道吗？"也就轻轻松松消除人间意识所带来的业力，同样让它完成自己的周转。

有了智慧，样样人间的事都不需要知道，不用计较。我们突然发现，没有人在做事，也没有事好做，更不用探讨"做"或"不做"的区隔。回头看，我们一生都停留在"做"的范围，通过它，造出一个虚妄的世界。无形之中也就忘记了"做""做的人""做的事"都是一体，而把样样都落在一个虚妄的区隔。

其实，最后什么都没有。一切，都是头脑投射出来的。

我们这一生要上班、离职、创业、结婚、离婚、交朋友，有东西或事业值得欣赏或积累，其实都不会带来矛盾，最多也只是让业力完成它的周转。只是不去干涉它。这些事，都可以做。你我可以结婚、离婚、交朋友、有家庭、没有家庭、拥有物质、参与或领导组织，想做什么就做什么，扮演任何角色都可以，这都不是重点。

重点在于我们不会再把自己和这些绑在一起，不会紧到没有一丝缝隙，没有一点空当，以为自己就等同于这些所做的事、所扮演的角色。

这才是关键。

我们可以做一切，但没有依附、没有执着，而不是什么都不做，一个人跑到小山洞里，离开世间。

哪怕什么都做，你我的心也不会被这个世界沾上，最多也就是这样子而已。

最后，你我最多也只能交给生命，让一体意识带着我们走。做善事的人，跟你我不相关。做大事、小事、甚至不做事的人，也跟你我不相关。

我们最多只能承认——我是自由的。

还有什么好谈？

还有吗？

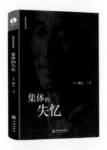 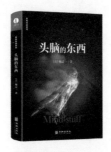 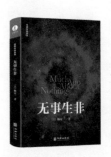
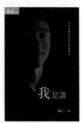 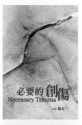 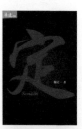
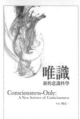 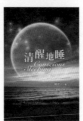 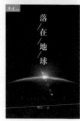